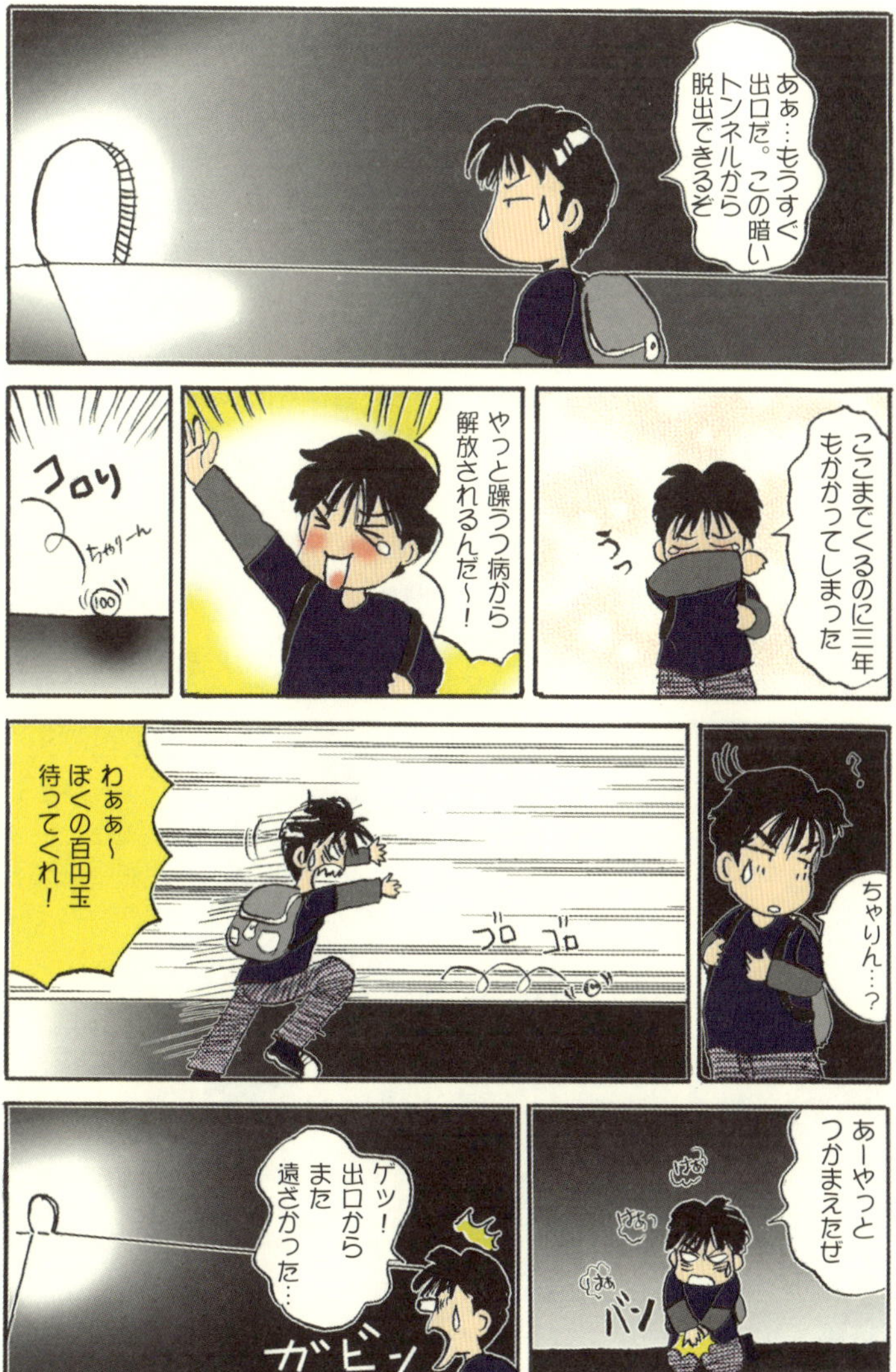

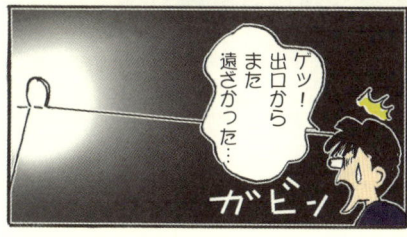

あぁ…もうすぐ出口だ。この暗いトンネルから脱出できるぞ
ここまでくるのに三年もかかってしまった
うっ
やっと躁うつ病から解放されるんだ〜！
コロリ
ちゃりーん
100
ちゃりん…？
わぁぁ〜ぼくの百円玉待ってくれ！
ゴロ ゴロ
あーやっとつかまえたぜ
はぁ
はぁ
はぁ
バン
ゲッ！出口からまた遠ざかった…
ガビーン

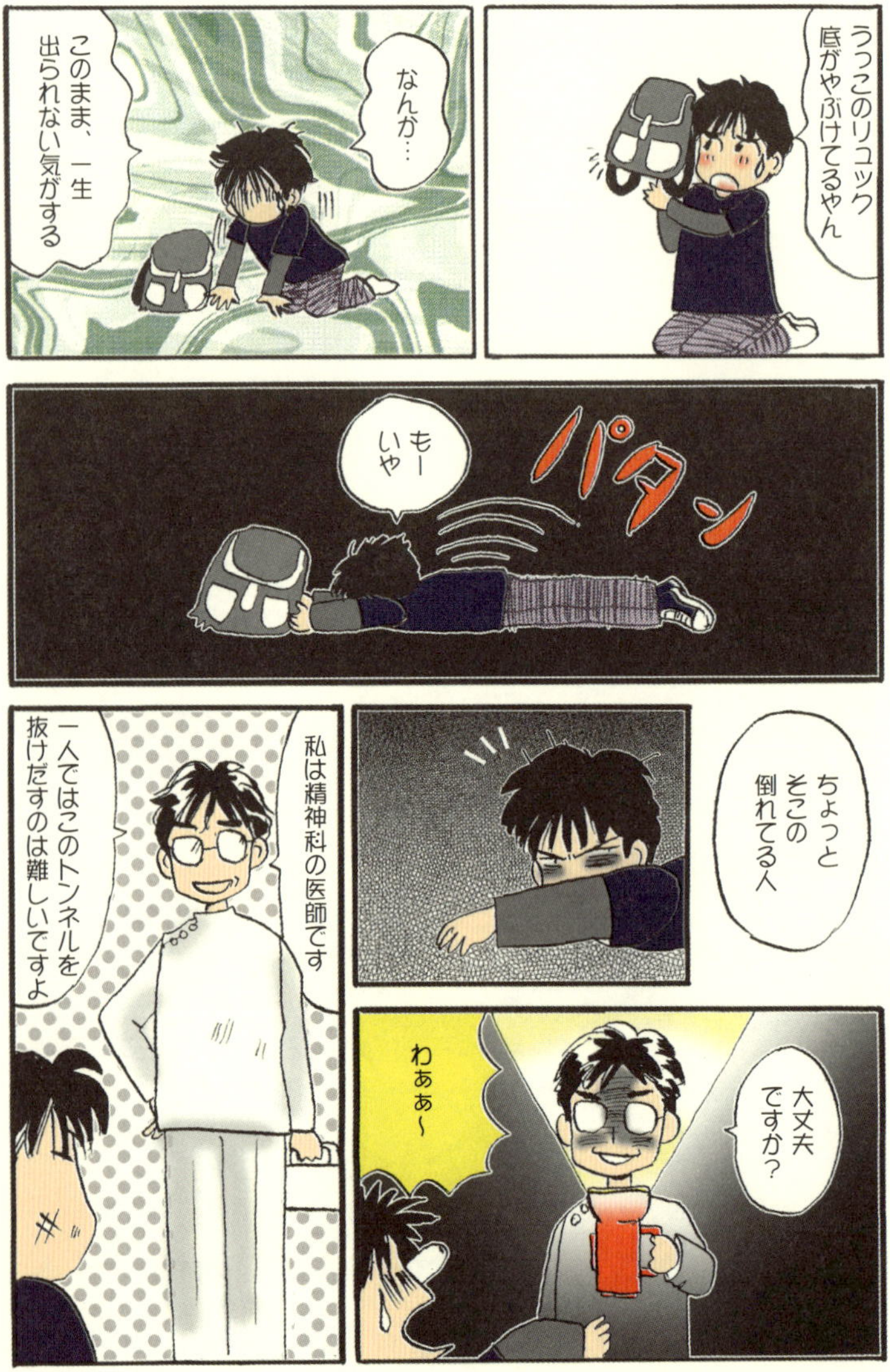
うっこのリュック
底がやぶけてるやん
なんか…
このまま、一生
出られない気がする
パタン
もー
いや
ちょっと
そこの
倒れてる人
大丈夫
ですか？
わぁぁ～
私は精神科の医師です
一人ではこのトンネルを
抜けだすのは難しいですよ

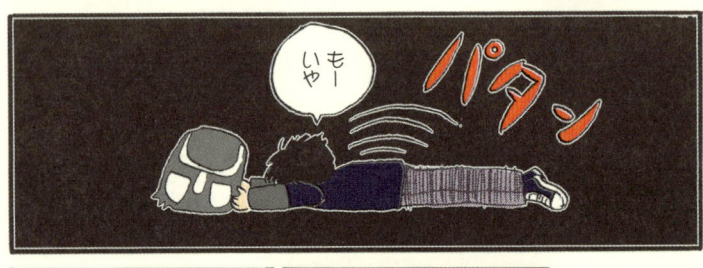

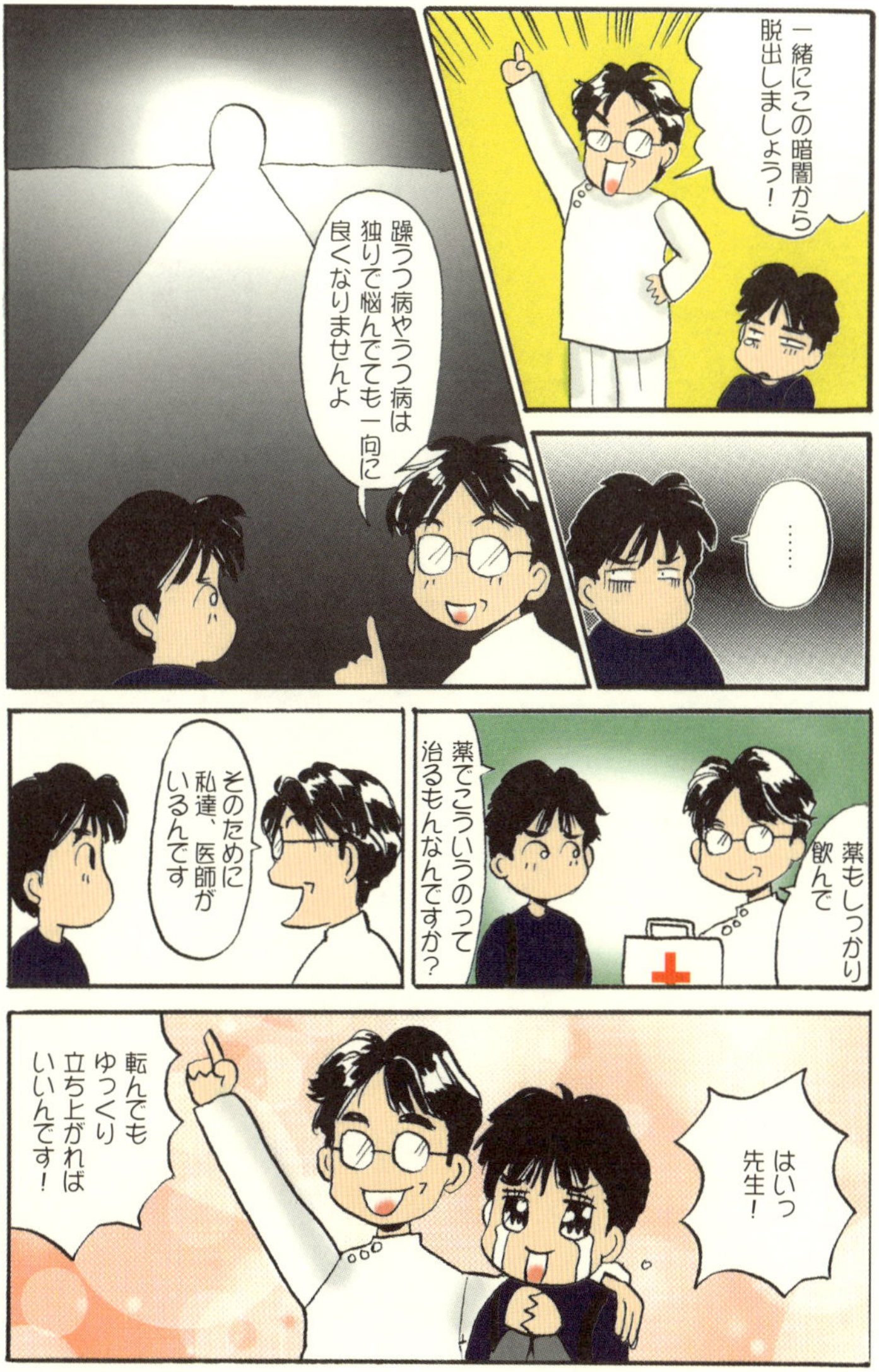
一緒にこの暗闇から脱出しましょう！
躁うつ病やうつ病は独りで悩んでても一向に良くなりませんよ
……
薬もしっかり飲んで
薬でこういうのって治るもんなんですか？
そのために私達、医師がいるんです
はいっ先生！
転んでもゆっくり立ち上がればいいんです！

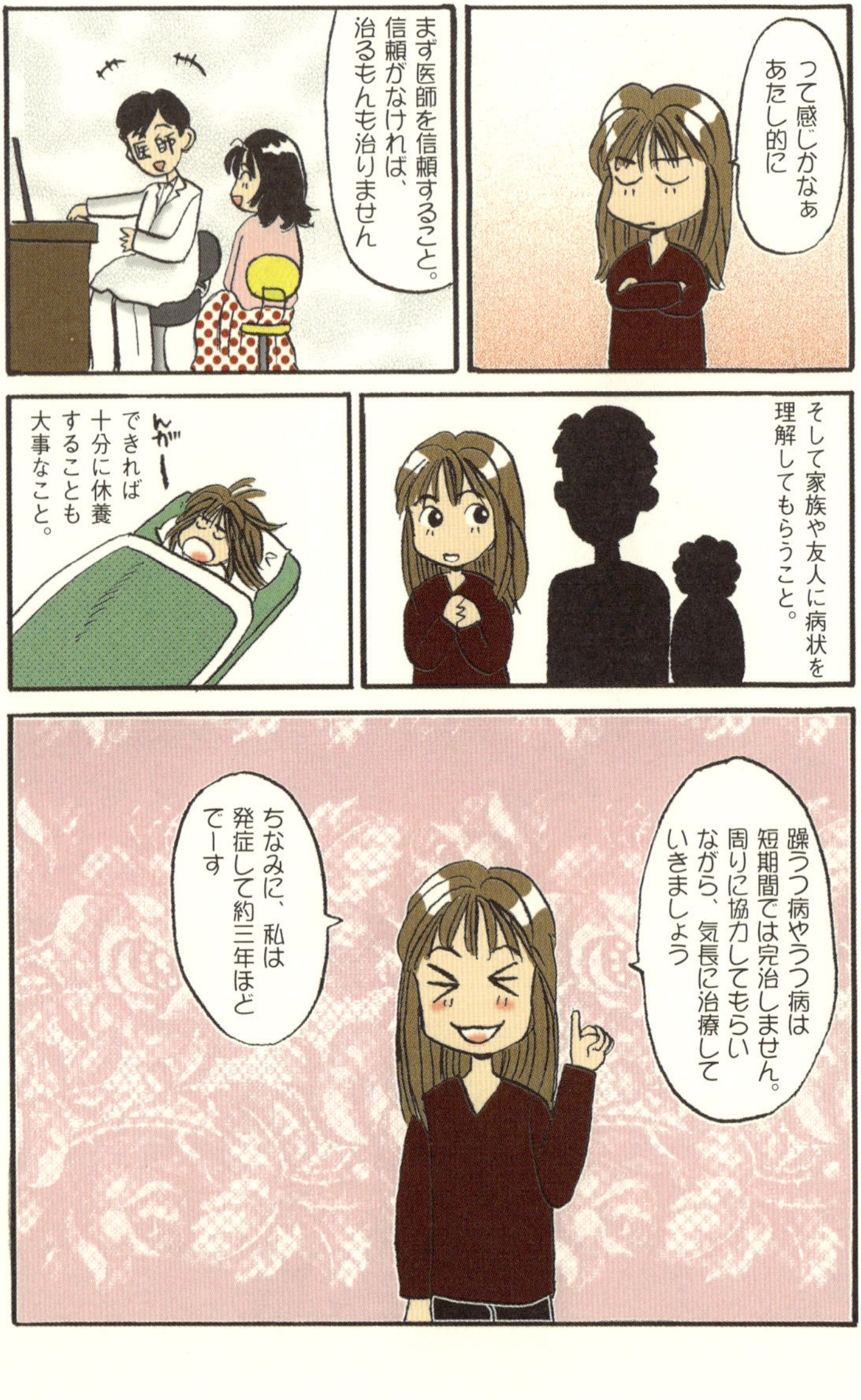
って感じかなぁ
あたし的に
まず医師を信頼すること。
信頼がなければ、
治るもんも治りません
医師
そして家族や友人に病状を
理解してもらうこと。
んが—
できれば
十分に休養
することも
大事なこと。
躁うつ病やうつ病は
短期間では完治しません。
周りに協力してもらい
ながら、気長に治療して
いきましょう
ちなみに、私は
発症して約三年ほど
でーす

マンガ
お手軽躁うつ病講座 High & Low

著
たなかみる

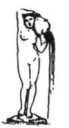

星 和 書 店

Seiwa Shoten Publishers

2-5 Kamitakaido 1-Chome
Suginamiku Tokyo 168-0074, Japan

Manga
Manic Depressive Disorders High & Low

by
Miru Tanaka

はじめに

私は名もない絵描きの躁うつ病患者です。性格は、白黒はっきりしなきゃ気がすまないし、とにかく昔から気分の波がひどく人間関係も不安定で、最初はいわゆるお天気屋だと思い込んでいたのだが、三年半前とんでもない波がやってきて、もう何カ月も毎日毎日なにもできなくて「死にたい」と思い詰めていた時期があり、生活は荒れに荒れ、友人から「それってうつ病じゃないの?」と指摘され、以前から「うつ病」という病気は知っていたものの「え〜まさか、このあたくしが?」だったのだが、よく考えたら不眠は当たり前、酒を飲まなきゃ眠れないし、摂食障害バリバリ、いきなり心臓バクバクする時もあったし、物事に対して異常なほど執着するところもあったりしたもんだから「うつ病」(実際は躁うつ病だったのだが)という病気が気になりだし、いろいろ調べていくうち、その領域を軽く通り越して「いやそんな次元じゃない。自分は境界性人格障害ではないだろうか」などと真剣に悩み出したことから(やはり考え方がぶっとんでる)思いきって精神科の門を叩く決心をした。

最初はやはり「境界性人格障害」ではなく、「うつ病」と診断されたわけだが、時にはやたら行動的で攻撃的で、しんどくてもどこまでもイケイケな自分がいたりして、ちょっと待て、ホントに自分はうつ病なんだろうか？と自問していた矢先、処方されていた抗うつ薬パキシルで、みごと大躁転。これにより精神科専門の医師に診察してもらったところ、向精神薬に抗躁薬が加わり、自分が躁うつ病患者だったことを知る。

薬物治療とカウンセリング、混合してしまう躁とうつなどで、気持ち的にもかなりつらい時期、周りに「自称躁うつ病」「自称うつ病」の人がたくさんいることに気づいた。ほんなら病院行ってんの？　ほんなら向精神薬飲んでんの？　と言いたくなる。勝手に自己判断しちゃいけない。もし本当にそうなら、そんな人達は精神科に是非行くべきだ。

そして、躁うつ病やうつ病に関して理解のない人がかなりたくさんいることにも気づいた。根性なんかでは治らない。知識がないから「そんなもの気の持ちようだから」と簡単に軽々しい言葉を口に出す。そんな言葉にどれだけ傷ついたかわからない。

私の場合、気が合う医師に巡り会えた時期なんて、他の人と比べたら早いほうなのかもしれないが、それでも、なかなか納得のいく医師や病院が見つからなくて結構苦労した。でも苦労した甲斐があったのか、今の主治医に出会ってから、病気に対してずいぶん前向きになった。

そして、躁うつ病やうつ病に関しての本はたくさんあっても、躁うつ病はうつ病とセットになるから、やっぱり多くの本はうつ病がベースとなっている内容ばかりで、躁うつ病に関しての内容が少なすぎ。躁うつ病のことも、もっと世間に知ってもらいたいと思った。また、ほとんど難しい内容の本ばかりで、理解しづらい内容であることにも気づいた（と身内が言っていた）。躁うつ病とうつ病をもっと簡単に理解できるような本があればいいのに……。「そうだ！　私がそんな楽しく理解できるような本を作ればいいんだわ！」と、突如思いついた。しかし実際にそんな難しいことが実現できるわけないのに……。この時点で大躁に突入したんだろう。

私自身、身内から病気を理解してもらえるようになるまでに、かなり時間がかかっている。幸い私のダンナは理解しようという気持ちを持ってくれたので、かなり救われた。また、いい医師に巡り会えたことで、考え方もかなり変わった。

知人には「精神異常者」とか「病気がうつる」とか「キチガイ」とか言われたこともある。家族には「お前がこのままいたら、みんな疲れるしみんな不幸になる」と言われたこともある。世間では「精神病＝犯罪者の多い病気」といったマイナスイメージがまだまだ抜けない

（ホントは躁うつ病とうつ病は精神病ではなくて、気分障害という領域にあてはまるらしいけど）。すごく悔しいし、こんなんでも傷つく。だって好きでなったものじゃない。本当にこの病気のせいでどれだけたくさん悔しい思いをして、たくさん苦悩して、たくさん悲しい思いもして、どれだけ泣いたかわからないほどだ。

こんな私みたいな人間でも堂々と雑草のように生きているということを、同じ境遇の人達に知ってもらい、少しでも元気づけたい。そして、そんな病気と闘っている人の周りにいる、この病気について勘違いした知識を持っている人達にももっと理解を深めてほしい。その一心で書いてみた。私達の声に気づいてくれる人が少しでもいてくれれば嬉しい。

なおこの本を出版するにあたり、病状が良くなったり悪くなったりするなかで書き続けたので、マンガも本文も定まらなくて見づらい箇所が多々あると思いますが、どうぞ御理解の程を。

目次

はじめに　vii

第1章　病院へ行こう……1
精神科は怖い所じゃないよ　2
病院へ行ってみよう〈その1〉　4
病院へ行ってみよう〈その2〉　6
たまにはこんな受付嬢もいる　8
医療費公費負担　10
診察の待合室にて　13

第2章　躁うつ病・うつ病とは？……15
躁うつ病（双極性障害）とは？　16
うつ病（うつ病性障害）とは？　19
●躁うつ病・うつ病の原因と特徴とは？　22
●おもな著名人　25

第3章　医師を探そう……29

自分に合った医師を探そう　30
医師選び〈その1〉　33
医師選び〈その2〉　36
医師選び〈その3〉　39
医師選び〈その4〉　41
医師選び〈その5〉　44
カウンセリングがつらい時　47
●躁うつ病・うつ病は治せる病気です　50

短期入院〈その1〉　53

第4章　薬について……61

薬と付き合うために　62
薬はきちんと飲もう　66
あたしの薬　68
不安を感じたら言っちゃえ　70
妊娠と薬　72

副作用――吐き気　74
副作用――眠気　76
副作用――物忘れ　78
副作用――手の震え　80
副作用？　見事に太った　82
睡眠薬の効果　84
●主な向精神薬　86

第5章　病気への周りの理解……89
ダンナとのバトル　90
母とのバトル　92
身内の無理解度〈その1〉　94
身内の無理解度〈その2〉　96
御近所の無理解度　98
デリカシーゼロの外科医　100
私とダンナ　102
他人のこと言えない　104
虐待母　106

料理ができない　108
知人さん達　110
●あたし的視点　112
短期入院〈その2〉　117
●入院について　125
第6章　あたしの病状あれこれ……129
躁うつ病　130
摂食障害　132
軽度アルコール依存症　134
強迫神経症――強迫観念　136
強迫神経症――強迫行為　138
軽度の不安神経症（パニック障害）　140
リストカット　142
オーバードース（OD）　144
●そして現在　147

第7章 おまけ……153
ダンディYさん 154
ぐるぐる巻き 156
Iちゃん 158
いまだに悔やんでいること 160
いつも低めがちょうど良さげ 162
運動不足 164
土いじり 166
占い 168
●言ってはいけない言葉 170
●この本に出てきた病気の説明 175
あとがき 181
発刊に寄せて 183

第1章 病院へ行こう

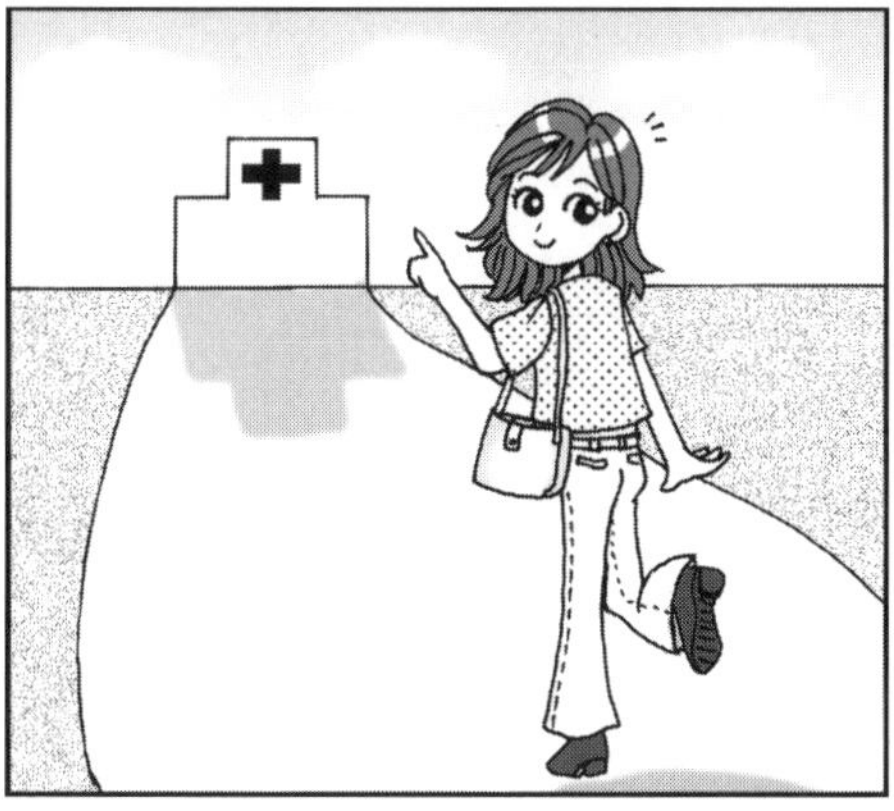

精神科は怖い所じゃないよ

うつ病かな？　躁うつ病かな？　と思っても、どこで診察してもらったらよいのか、よくわからないのが本音。そして初めて受診する時はとても抵抗があることと思います。ええわかりますとも。実際私がそうでしたから（笑）。

「精神科」「神経科」「精神神経科」「心療内科」「神経内科」など、いろいろな診療科があってどこで受診したらよいのか迷ってしまいますよね。「神経内科」は脳、脊髄《せきずい》、末梢神経、筋肉などの病気を主な対象（脳梗塞《こうそく》、パーキンソン病など）としています。「神経科」「精神神経科」は「精神科」とほぼ同様で、これらは、ゆううつ感がある、精神面の混乱がある、身体の検査で異常がないのに体調が悪いなどの症状を主な対象（統合失調症、躁うつ病・うつ病、神経症など）としています。「心療内科」は最近よく見かけるようになりました。この科の主な診療対象は心身症（胃潰瘍《かいよう》など）です。

私の意見としては、うつ病かな？　躁うつ病かな？　と思ったら「精神科」へ行くのがおすすめです。最近はタウンページにも載っているし、インターネットでも手軽に検索できますので、頑張って病院を探してみましょう～。

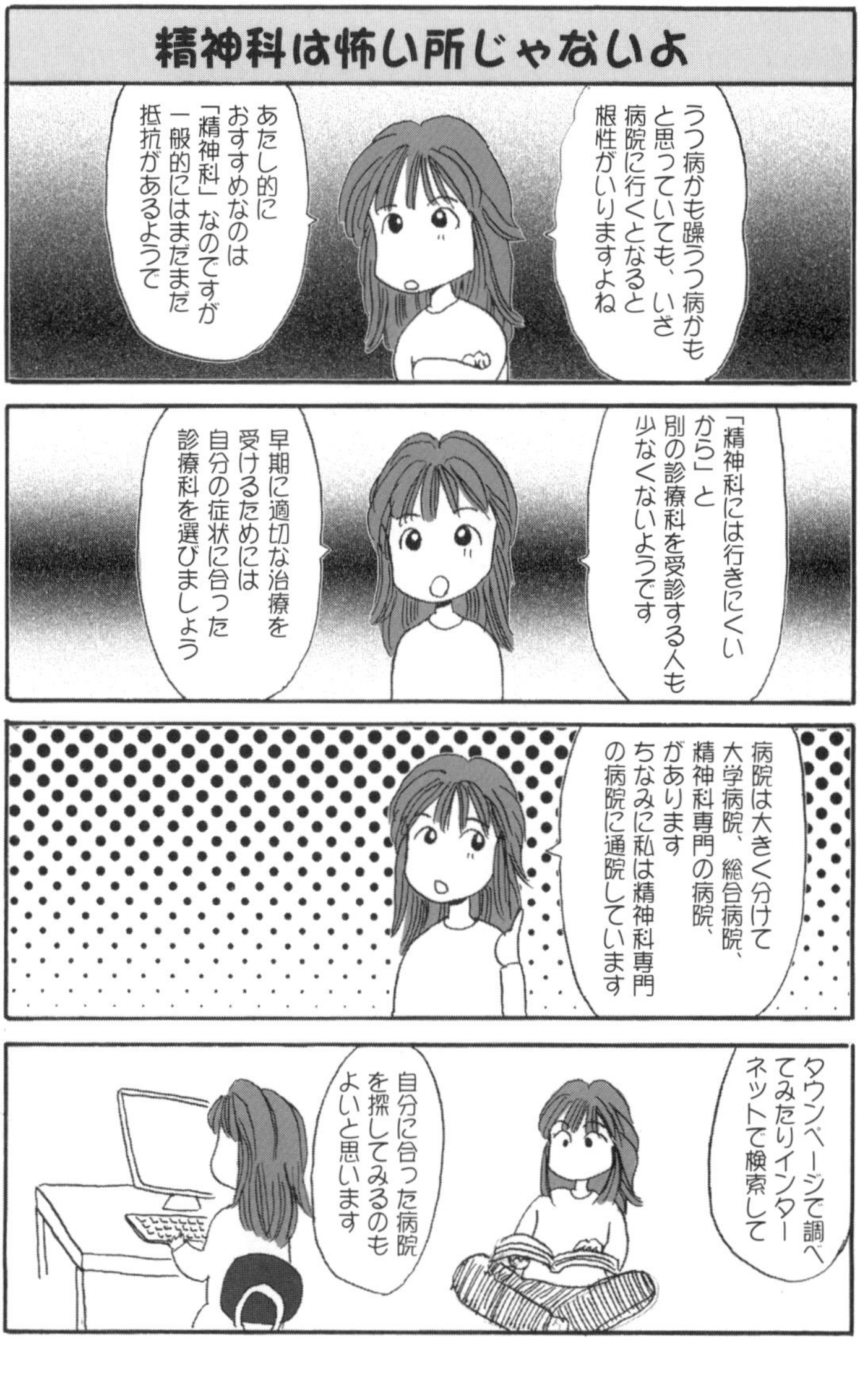
精神科は怖い所じゃないよ
うつ病かも躁うつ病かも
と思っていても、いざ
病院に行くとなると
根性がいりますよね
あたし的に
おすすめなのは
「精神科」なのですが
一般的にはまだまだ
抵抗があるようで
「精神科には行きにくい
から」と
別の診療科を受診する人も
少なくないようです
早期に適切な治療を
受けるためには
自分の症状に合った
診療科を選びましょう
病院は大きく分けて
大学病院、総合病院、
精神科専門の病院、
があります
ちなみに私は精神科専門
の病院に通院しています
タウンページで調べ
てみたりインター
ネットで検索して
自分に合った病院
を探してみるのも
よいと思います

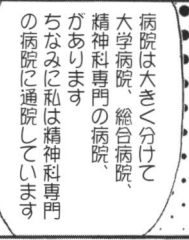

病院へ行ってみよう〈その1〉

さて。後に示す躁うつ病・うつ病の特徴にあてはまる症状があれば放置していては悪化するだけ。勇気をふりしぼって病院へ行ってみましょう〜。

私が最初に行ったのは心療内科だったのですが、ホント最初はドキドキしたものです。「心療内科」とか「精神科」とか聞くとやはり素晴らしいイメージなど湧いてくるはずもなく、失礼な話、本音は「あぁとうとうあたしもイカレた人の仲間入りか……」と頭の中ではピーポーピーポーと救急車が走っていました。でもいざ病院内に入ってみると、ふつーの病院とまったく変わらないことがわかりました。なんかブツブツ言っている人とかいるんじゃないか……などといろいろ想像していたんだけど、待合室は静かで、普通のおばちゃん連中が目立った程度。「この人、どこ悪いんやろ……?」「この人もうつ病なんかなぁ?」とキョロキョロしている自分のほうがヘンだということにも気づきました(笑)。

心療内科って、生理前になると不安定になる女性とか、更年期障害が出てしまった人も受診しているみたいだし、失恋で落ち込んで抑うつ状態になった人でも受診しているみたい。怖がらずに軽い気持ちで訪れてみてはいかがでしょうかね。

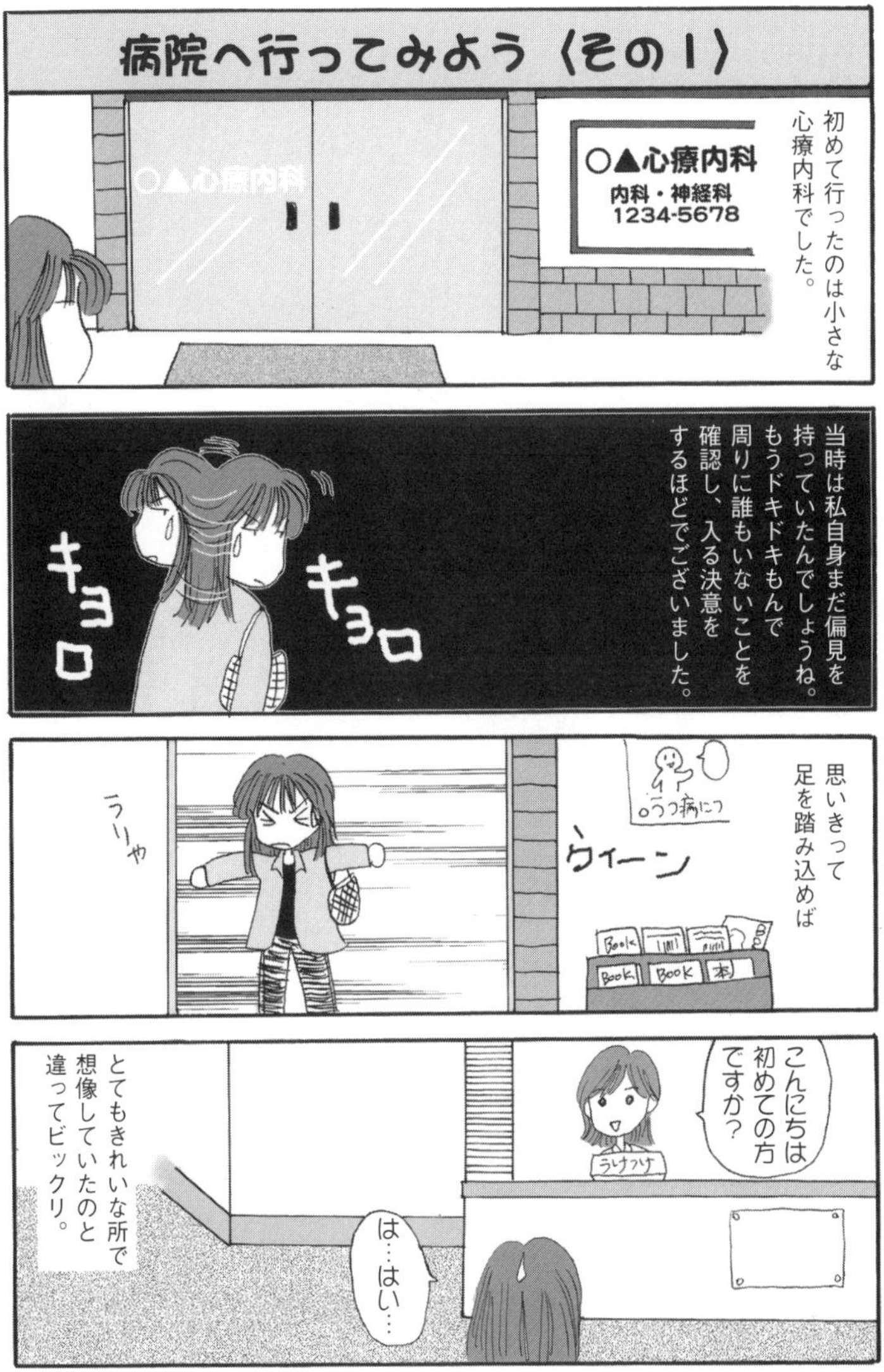
病院へ行ってみよう〈その1〉
初めて行ったのは小さな心療内科でした。
○▲心療内科
内科・神経科
1234-5678
○▲心療内科
当時は私自身まだ偏見を持っていたんでしょうね。もうドキドキもんで周りに誰もいないことを確認し、入る決意をするほどでございました。
キョロ
キョロ
思いきって足を踏み込めば
うつ病につ
ウィーン
うりゃ
Book
Book
Book
本
こんにちは初めての方ですか？
うけつけ
は…はい…
とてもきれいな所で想像していたのと違ってビックリ。

病院へ行ってみよう〈その2〉

私の場合、はじめは心療内科へ行っていましたが（二カ所）、気に入った医師が異動したため、入院設備の整った結構大きな病院に現在通院中。そして四カ所とも共通するのが、「とってもきれい♪」というところ。下手すりゃそこらへんの内科や外科、歯科などの病院よりきれいな所だと思います。

やはり心療内科や精神科というのは世間ではまだまだ偏見があるので、それをなくすために、意識的に超きれいにして出入りしやすくしているんだろうなぁと思うところがあります。

びっくりしたのは、心療内科には（私が行ったことのある所は）看護師さんがいないことでしたかね。受付のねーちゃんが看護師さんかと思っていたほどです。受付の人もとても丁寧でとても優しい。ちなみに今通っている所は、大学病院じゃないが大きい病院だからか、ちゃんと看護師さんがいて、受診するたび血圧をはかってくれたりします。ついでにこの病院、名前は一切呼ばれず、各自ピッチ（ＰＨＳ）を持たされて、診察時間が来たよーなど、すべてブルブル教えてくれるシステムになっております。

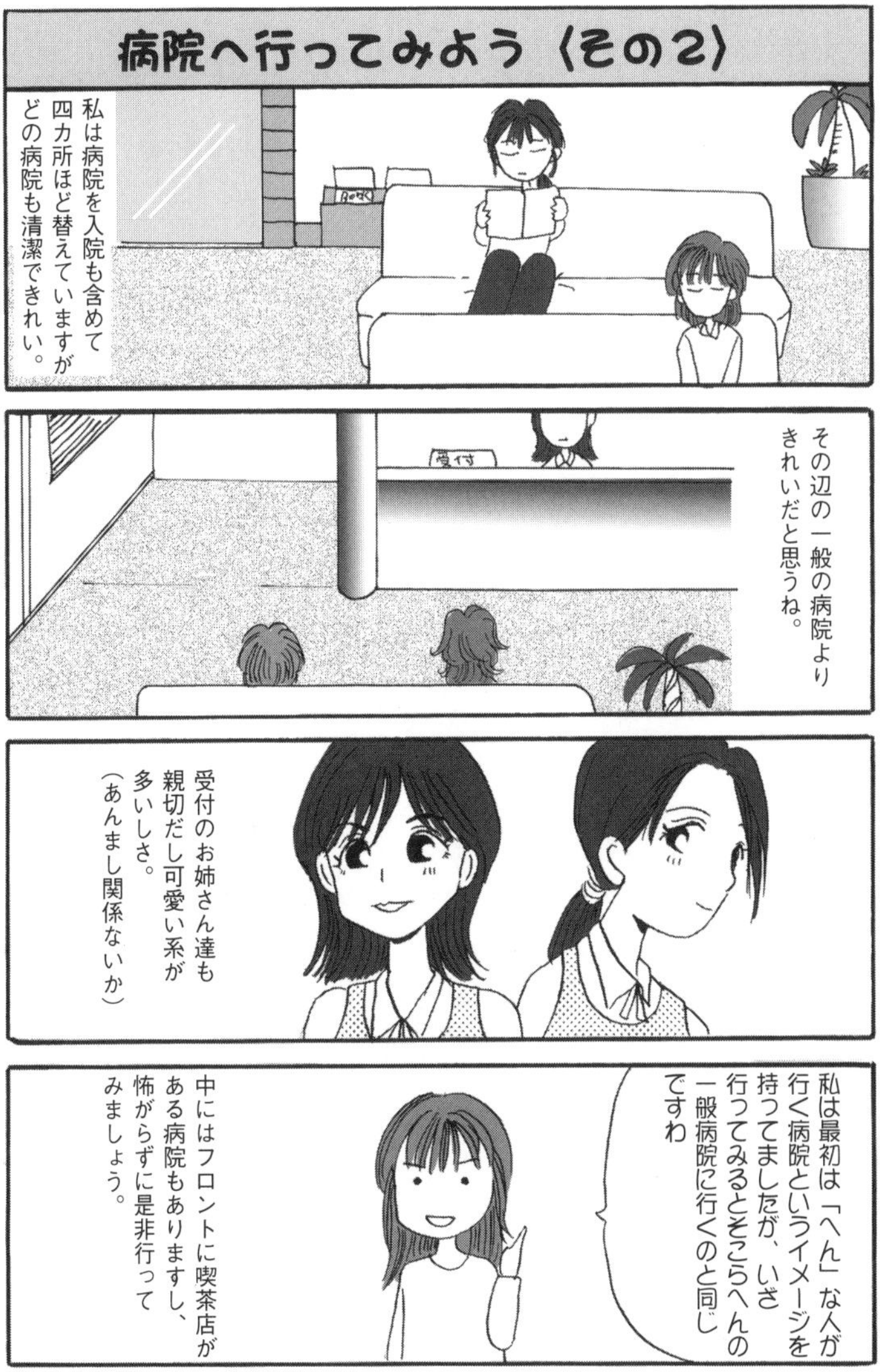
病院へ行ってみよう〈その2〉
私は病院を入院も含めて四カ所ほど替えていますがどの病院も清潔できれい。
その辺の一般の病院よりきれいだと思うね。
受付のお姉さん達も親切だし可愛い系が多いしさ。
（あんまし関係ないか）
私は最初は「へん」な人が行く病院というイメージを持ってましたが、いざ行ってみるとそこらへんの一般病院に行くのと同じですわ
中にはフロントに喫茶店がある病院もありますし、怖がらずに是非行ってみましょう。

たまにはこんな受付嬢もいる

どこに行ってもいますよね、無愛想な受付態度の人って。私は病院でのさまざまな手続きの際、受付の人の態度の悪さにキレてしまいました。うつ状態の時はこんな場合何も言わずにトボトボ退散するのですが、躁状態の時はそうはいきません。というかいけません。もう戦闘態勢です。

精神科の病院はいろんな心の病を持った方々が通う場所なのですから、こういうちょっとしたことでも、患者は特にイヤな思いをするものだと思うんですよね。対人恐怖症の人もいるだろうしさ。

後から聞いた話では、この受付のねーちゃん、うちのダンナが入院のことで尋ねた際、「いったい何が聞きたいんですか?」などとえらそうに言ったらしい。精神科の病院でなくてもどんな病院でもそうなのですが、受付って人と接するお仕事だし、その病院の顔でもあると思うので、おおげさかもしれませんがその病院の信用に関わってくると思うんですよね。やはり親切に対応していただきたいと願っていたりします。というか、躁状態の時ってやたらイライラして、すぐケンカ腰になっちゃうので、ダメなんだよー(笑)。

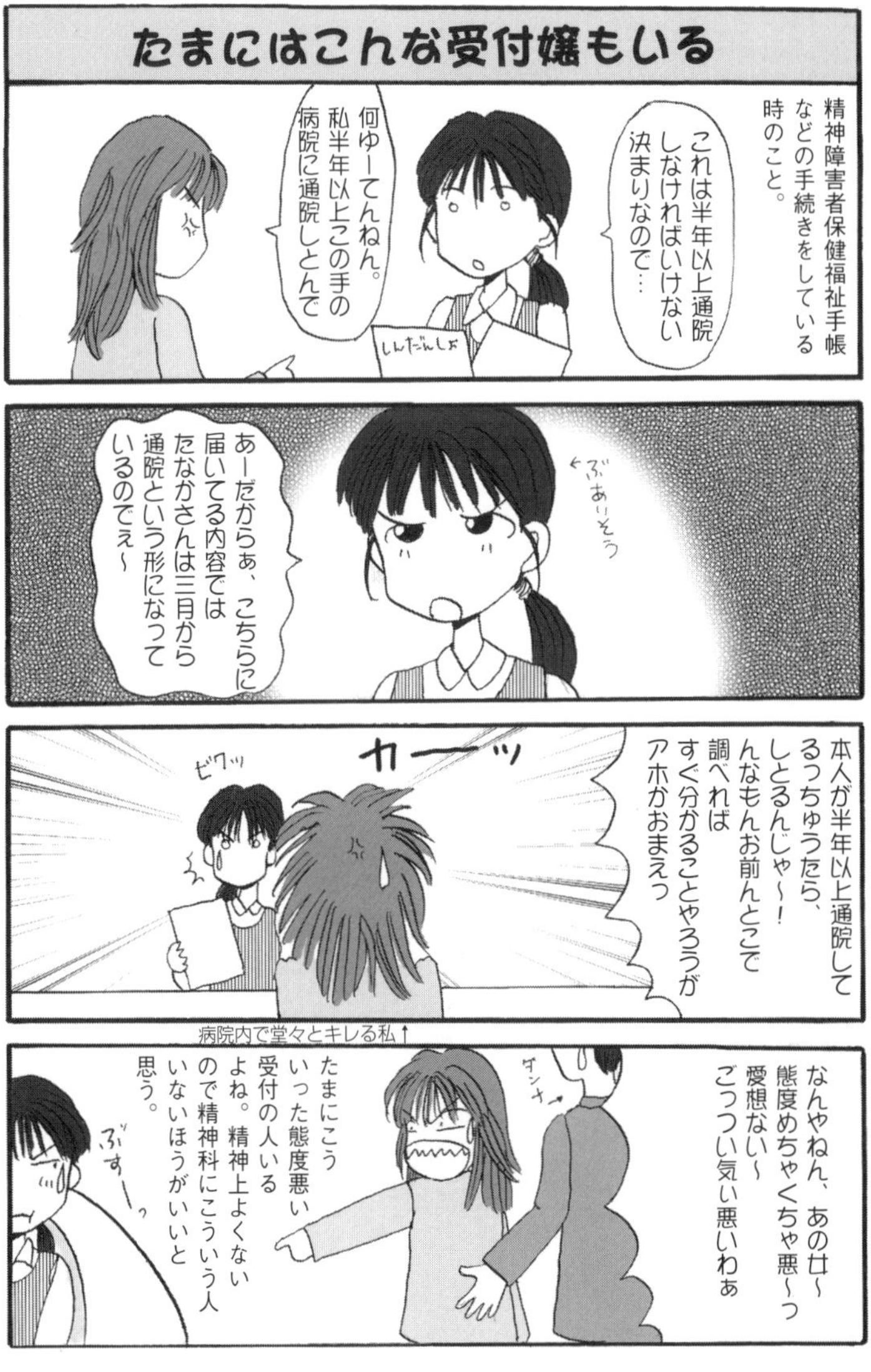
たまにはこんな受付嬢もいる
精神障害者保健福祉手帳などの手続きをしている時のこと。
これは半年以上通院しなければいけない決まりなので…
何ゆーてんねん。私半年以上この手の病院に通院しとんで
しんだんしょ
←ぶあいそう
あーだからぁ、こちらに届いてる内容ではたなかさんは三月から通院という形になっているのでぇ～
本人が半年以上通院してるっちゅうたら、しとるんじゃ～！んなもんお前んとこで調べればすぐ分かることやろうがアホかおまえっ
カーーッ
ビクッ
病院内で堂々とキレる私↑
なんやねん、あの女～態度めちゃくちゃ悪～っ愛想ない～ごっつい気い悪いわぁ
ダンナ→
たまにこういった態度悪い受付の人いるよね。精神上よくないので精神科にこういう人いないほうがいいと思う。
ぶすーっ

医療費公費負担

病院への通院回数は精神科になると、だいたい二週間に一回のペース。多い時は週四回になってしまうこともあり、かなり医療費がかかってしまいます。

何だかんだ調べていくうち、精神科通院時の医療費が安くなる制度（通院医療費公費負担制度）*を知り、「これは私のためにあるものだ」と、気分がノッている時にGO。しかし、どこへ行けばいいのかわからず、まず保健センターへ行き「精神科へ通院したら医療費が安くなるってほんと？」と相談。その後、市役所の「障害福祉医療課」へ連絡してくださり、市役所へ行くことに。

手続きとしては、窓口で「通院医療費公費負担」の申請書と診断書をもらい、その診断書に主治医に記入してもらってから申請書と診断書を役所などに提出します。なお、病院からでも提出してくれるようですが、手続きの関係で地域の役所に自分で持っていったほうが早いようです。この制度を利用すれば自己負担分は五％（九十五％が公費でまかなわれる）になり、お薬代にも適用されるので、とってもお安くなります。地域によっては無料になる場合も。

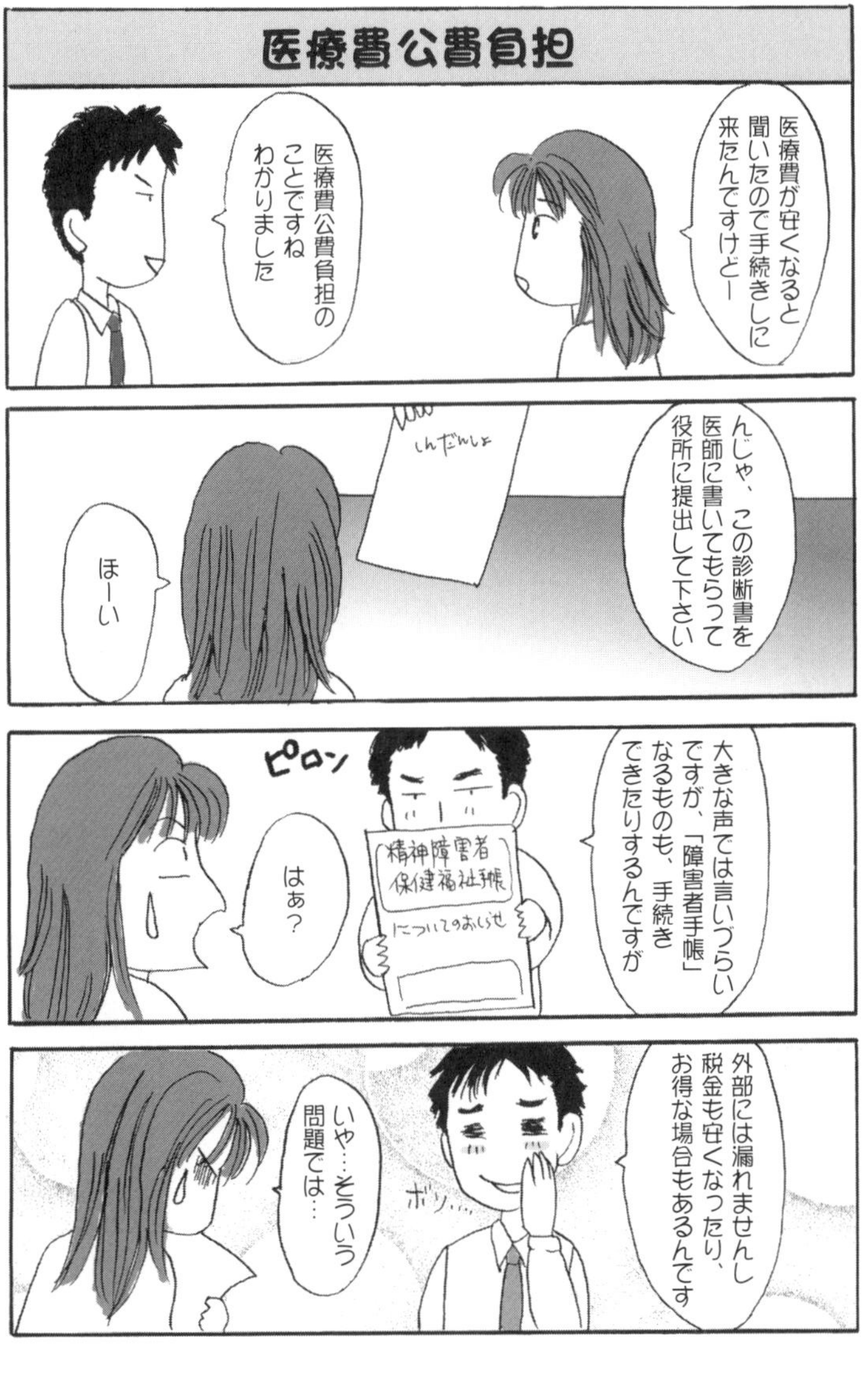
医療費公費負担
医療費が安くなると聞いたので手続きしに来たんですけどー
医療費公費負担のことですね
わかりました
んじゃ、この診断書を医師に書いてもらって役所に提出して下さい
しんだんしょ
ほーい
大きな声では言いづらいですが、「障害者手帳」なるものも、手続きできたりするんですが
ピロン
精神障害者保健福祉手帳
についてのおしらせ
はぁ？
外部には漏れませんし税金も安くなったり、お得な場合もあるんです
ボソ…
いや…そういう問題では…

ちなみに相談しに行った時、「精神障害者保健福祉手帳」なるもののすすめも受けました。この場合も、ちょっと大きめの診断書を主治医に記入してもらいます。また「精神障害者保健福祉手帳」の手続きは、六カ月以上通院していることが条件です。また、都道府県で「判定」を行うため申請してから発行されるまでに二カ月以上かかりますが、さまざまな支援が受けられます。一方、通院医療費公費負担制度の場合は、「〇カ月以上通院していること」などの条件はなく、またすぐに受理してもらえるので、すぐにこの制度を利用することができます。

これらの制度は、たいていはどこの地域でも保健センターや各市町村（市役所等）の福祉担当課が窓口になっていますので、まだ利用されていない方は問い合わせてみてはいかがでしょうか。

＊ 二〇〇六年四月一日より、精神保健福祉法に基づく精神通院医療費公費負担制度から、障害者自立支援法に基づく自立支援医療制度に切り替わりました。

診察の待合室にて

躁状態が長いこと続いている時、診察の待合室で、イライラしてとにかくジッッとおとなしくできない。口論している家族に怒鳴りつけたり、大声でケータイで話したりと、今考えると恥ずかしい行動ばかりしていたなぁと反省。

友人とケータイで話をしてもすぐ切られてしまうので（笑）、診察の順番を待つ間、いすを蹴ったりガラス戸を叩いたり、意味不明なことほざいたり、ひとりバタバタ暴れていました。すると目の前のドアが開いて、看護師さんが顔を出しました。どーせ文句言いたいんやろ？と思っていたら、逆に「待ち時間が長くてごめんなさいね」と言うではないですか。「ホンマなんとかしてぇな」と憎まれ口を叩いていたんですが、後々考えたら、いすを蹴ったりガラス戸を叩いたりしていたのに注意することなく優しい言葉をかけてくれて、おかげでイライラも少しマシになっていました。看護師さんって忙しいから、待合室にいてもたいがい素通りなのに（ひとりドタバタしていたからだとは思うけど）、この看護師さんのいたわりの言葉。こういう言葉って大事だなぁと思います。

診察の待合室にて

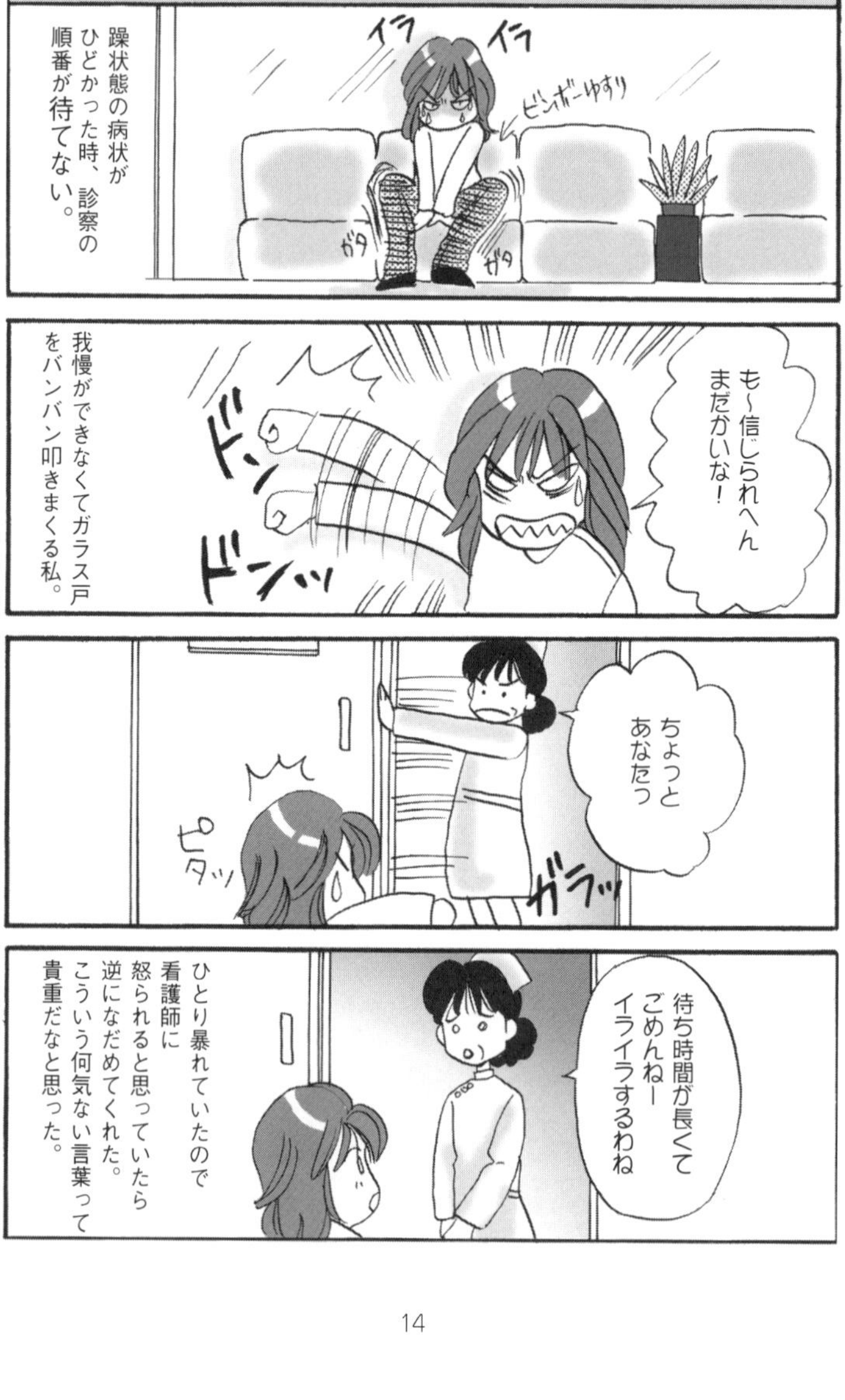
イラ
イラ
ビンボーゆすり
ガタ
ガタ
躁状態の病状がひどかった時、診察の順番が待てない。
も～信じられへん
まだかいな！
ドンッ
ドンッ
我慢ができなくてガラス戸をバンバン叩きまくる私。
ちょっと
あなたっ
ガラッ
ピタッ
待ち時間が長くて
ごめんねー
イライラするわね
ひとり暴れていたので看護師に怒られると思っていたら逆になだめてくれた。
こういう何気ない言葉って貴重だなと思った。

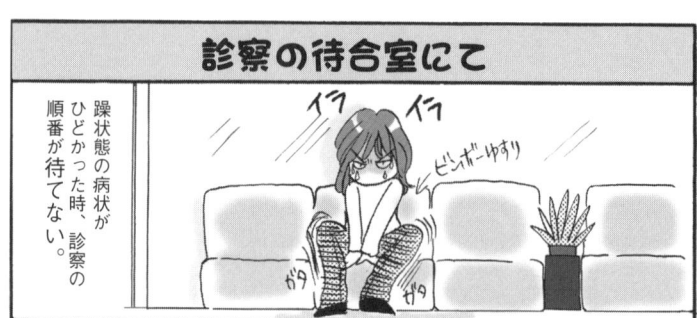

第2章
躁うつ病・うつ病とは？

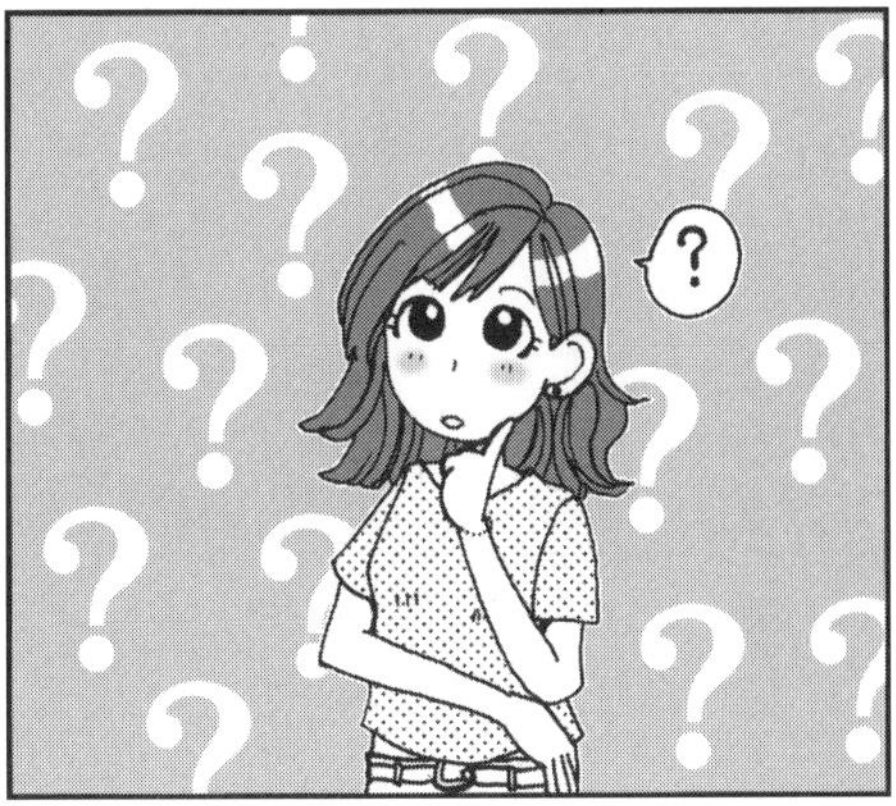

躁うつ病（双極性障害）とは？

躁うつ病（双極性障害）は、躁とうつが行ったり来たりします。躁状態の時は、やる気満満状態になり、じっとしていられません。自分は何でもできると思い込み、どんどんいろんなことに挑戦しますが、すぐ気が変わってしまうため、実際には何もはかどらなかったりすることがあります。浪費が目立ったり、攻撃的になるため暴力的になったり、恥ずかしい行動をとったりすることも。躁状態がひどくなると、誇大妄想が出たりします。本人は気づきませんが、周りの人にとても迷惑をかけてしまいます。

うつ状態の時は、うつ病（うつ病性障害）と同じ症状が出ます。また軽躁状態の時は、交流も盛んで何事もうまく物事を進めているように見えるので、周りは安心するのですが、そのままほうっておくとひどくなる場合もあり、最終的には手がつけられなくなる可能性もあります。躁状態の時は「何でもできる」と思い込むため、危険な行動や自分では責任を背負いきれない行動をとってしまうので、その結果、うつ状態になった時、リバウンドのように苦しんでしまいます。よって躁転した時のほうが注意がいります。ほうっておくと、ほとんどの人が数年以内に再発するので、生涯にわたる再発予防が必要です。

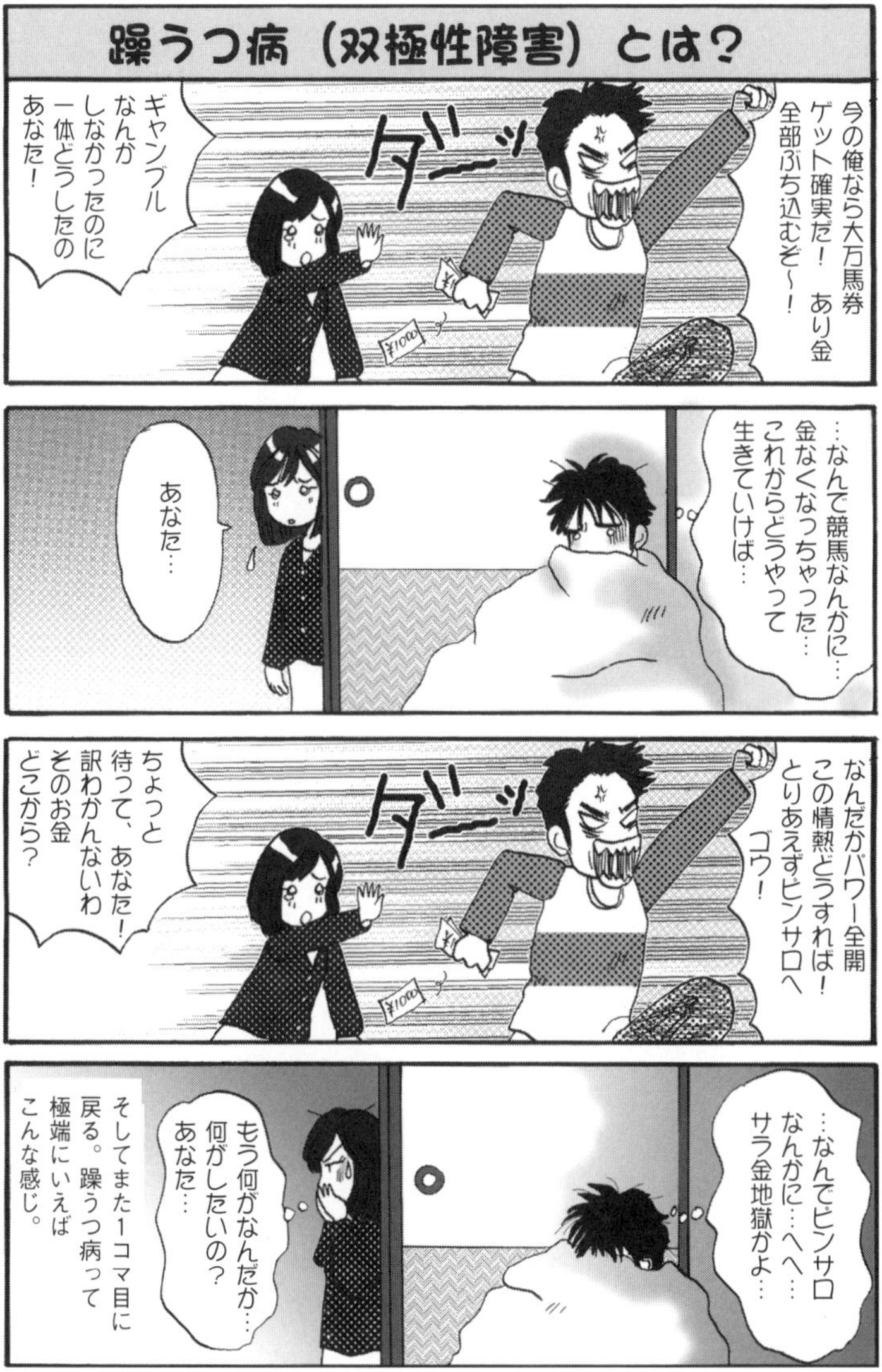
躁うつ病（双極性障害）とは？
今の俺なら大万馬券ゲット確実だ！　あり金全部ぶち込むぞ〜！
ダーッ
ギャンブルなんかしなかったのに一体どうしたのあなた！
…なんで競馬なんかに…金なくなっちゃった…これからどうやって生きていけば…
あなた…
なんだかパワー全開この情熱どうすれば！とりあえずピンサロへゴウ！
ダーッ
ちょっと待って、あなた！訳わかんないわそのお金どこから？
…なんでピンサロなんかに…へへ…サラ金地獄かよ…
もう何がなんだか…何がしたいの？あなた…
そしてまた1コマ目に戻る。躁うつ病って極端にいえばこんな感じ。

躁うつ病の原因にはいくつか仮説があります。例えば、脳内のセロトニンやノルアドレナリンといった神経伝達物質が、躁うつ病の場合には通常に比べ増えすぎたり減りすぎたりしていることから、これらの物質が関係しているという仮説があります。治療法は薬物療法、カウンセリング、等。

うつ病（うつ病性障害）とは？

うつ病の主な原因はストレスによるものと考えられます。落ち込んだり無気力になったりするゆううつな気分というのは、どんな人でも経験することですが、本来健康な人は立ち直る気力を持ち合わせているものです。しかし、うつ病になるとなかなか立ち直る意欲も湧かず、何週間も毎日ゆううつな気分が続き、朝はほとんど動けず、夕方から行動するパターンが多くなったり、ひどくなると不眠、摂食障害などの症状が出て、自律神経の異変が現れたりします。

ゆううつ感などの精神の症状よりも、頭痛、肩こり、めまいなどの身体の不調ばかりが前面に出てしまい、うつ病だということに本人どころか内科の先生も気づかないケースがあります。身体の症状という仮面で本来の「うつ病」という病気が隠されてしまうことから、これを「仮面うつ病」と呼んだりします。

うつ病を持つ人は、各種依存症を併発してしまう傾向があるので、注意が必要です。躁うつ病と同様に、薬物やカウンセリングなどで治療します。うつ病は、セロトニンやノルアドレナリン不足から起こるという仮説もありますが、はっきりとはわかっていないようです。

それとは別に軽いうつの場合、他の病気に併発して発症することがよくあります。例えばノイローゼ（神経症）とか統合失調症とか痴呆にだって……。その他、身体の病気、更年期障害とか骨折だってうつになることはよくよくあります。その他の病気がない時にも、親が亡くなったとか彼氏にふられたとか、悲しいことがあれば、誰でも軽いうつになりますよね。そういう時には精神科の医師は、とりあえず「うつ状態」と診断をつけるらしいです。まぁ一種の逃げですね。だから自分のカルテに「うつ状態」とつけられたら、他に病気があるかその医師がよくわからないのかも……とにかく気をつけてみてください。

世間には精神科に行かないで軽いうつで悩んでいる人は相当いるんじゃないかと思います。

うつ病（うつ病性障害）とは？

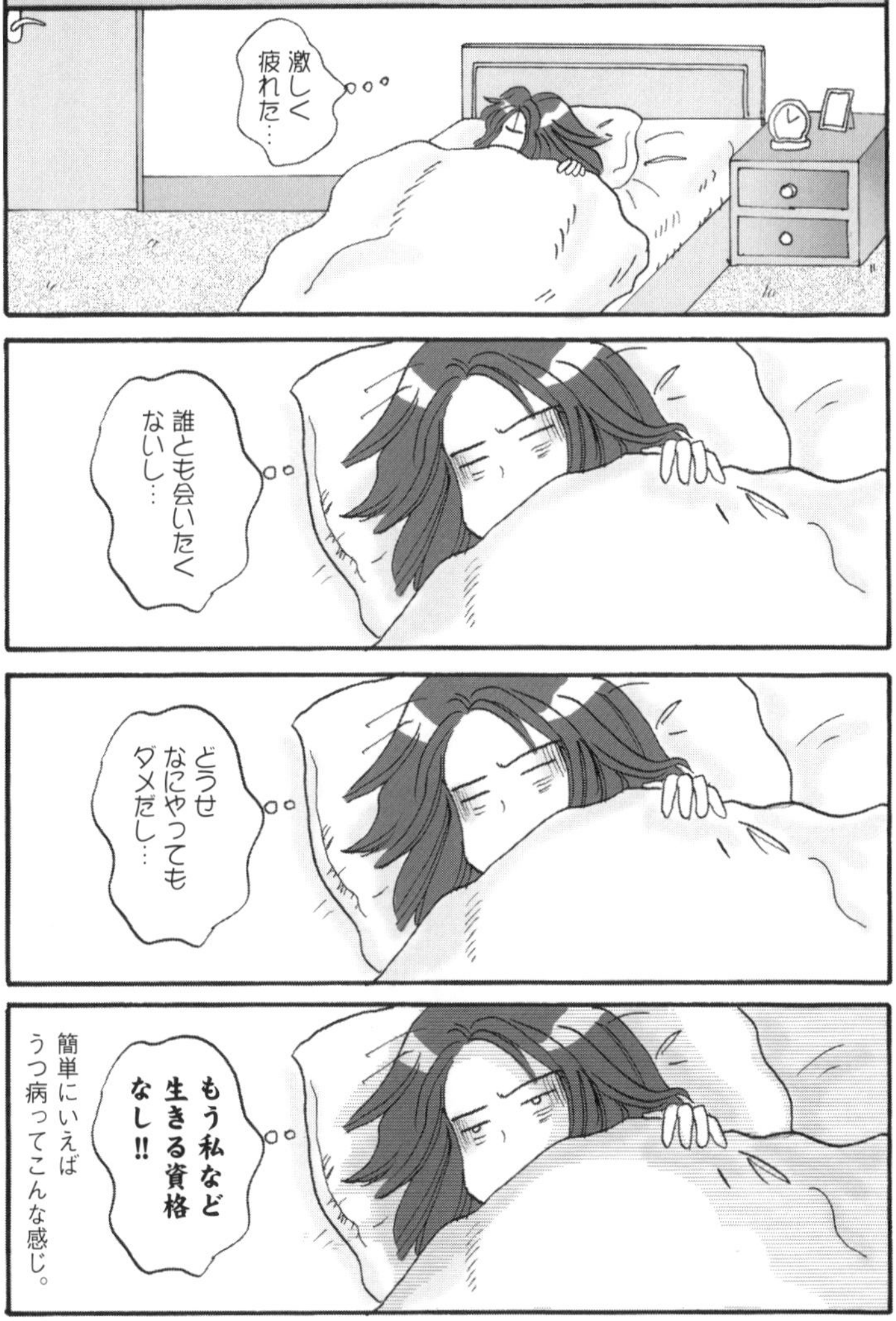
激しく疲れた…
誰とも会いたくないし…
どうせなにやってもダメだし…
もう私など生きる資格なし!!
簡単にいえばうつ病ってこんな感じ。

躁うつ病・うつ病の原因と特徴とは？

躁うつ病もうつ病も、基本的には責任感が強く、几帳面で凝り性の人がなりやすいようです。私からみると立派で素晴らしい性格にみえるのですが、病気になりやすいという点ではまったく逆と言えるかもしれません。無責任でチャランポランな人はうつ病にはかかりにくいみたいです。実際、病気になりやすい性格についてさまざまな研究がなされています。

さて、躁うつ病・うつ病の原因と特徴をみてみましょう。

躁うつ病・うつ病の原因となるタイプ

○内因性…これといったきっかけがなく、遺伝的要素があるなどしてひとりでに起こるタイプ
○心因性…近親者の死や災害などの環境の変化がきっかけとなり心理的な原因で起こるタイプ
○身体因性…脳の病気や身体の病気が原因となって起こるタイプ

躁の特徴

1　爽快感、易怒的、興奮、または敵意に満ちた気分、好訴的
2　自己評価の高揚、高慢、誇大性
3　新しい活動・人・創造の追求
4　派手な買い物や浪費、性的軽率さ、愚かな投資
5　多弁、多動、落ち着きのなさ、話題が飛ぶ、注意の著しい移り変わり
6　睡眠欲求や睡眠時間の減少
7　性欲亢進
8　特別な才能があるという誇大妄想、自我の肥大、過度な楽観性
9　社会的抑制の喪失

うつの特徴

1 抑うつ気分
2 興味や喜びの喪失
3 食欲の減退または増加
4 睡眠障害（不眠または睡眠過多）
5 精神運動の障害（強い焦燥感）
6 疲れやすさ、気力の減退
7 強い罪責感
8 思考力や集中力の低下
9 希死念慮、自殺念慮、自殺企図

躁うつ病はここに特徴として挙げた躁の状態とうつの状態が交互にやってきます。

おもな著名人

●躁うつ病

音楽家　チャイコフスキー
作家　宮沢賢治
作家　夏目漱石
作家　遠藤周作
作家　中島らも

●うつ病

政治家　チャーチル
彫刻家　ミケランジェロ
音楽家　ベートーベン
画家　セザンヌ

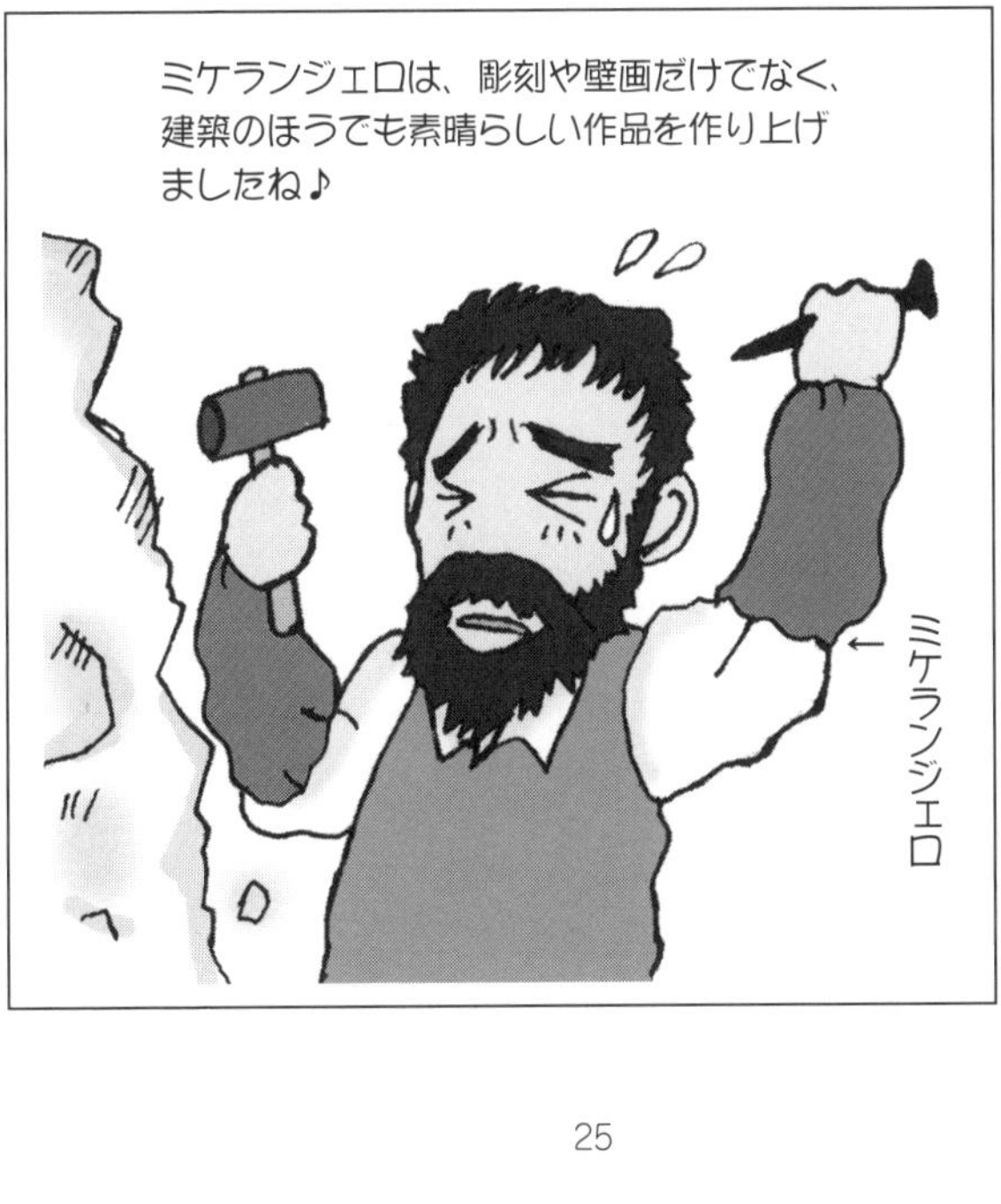
ミケランジェロは、彫刻や壁画だけでなく、
建築のほうでも素晴らしい作品を作り上げ
ましたね♪
←ミケランジェロ

画家　ポロック
作家　ヘミングウェイ
作家　トルストイ
作家　バルザック
作家　島尾敏雄
作家　梶井基次郎

躁うつ病やうつ病の著名人には、昔からいろんな方々がおられました。まだまだ探せばたくさんの著名人がいらっしゃることと思います。最近ではうつ病の有名人として俳優の竹脇無我、高島忠夫、女優の木ノ実ナナなどがいて、身近な病気として知られるようになってきましたよね。

さて、先ほど列挙した著名人を見てみると、皆、病気と闘いながらも世に素晴らしい作品の数々を残していますね。とくにうつ病なんて、作家さんのまぁ多いこと。たぶん、うつ状態の時にじっと思考することが（その時はとても苦しいのですが）後々、作品に良い影響を与えているのではないかなぁなんて勝手に考えたり。躁うつ病やうつ病になる人は感受性が強くて、創作力がすぐれている傾向があると私はみたね！　なんて都合のいい考え方。でも、そう思わなければ自分が救われないんですもの。

「そんな才能、自分にはない」と悲観などせず、探せば隠れた才能が見つかるかもしれませんわよ。躁うつ病やうつ病、その他の病気だから自分はダメなんだ、じゃなくて前向きに病気と向き合うことができれば、精神的にも、とってもいいですよね。

第3章
医師を探そう

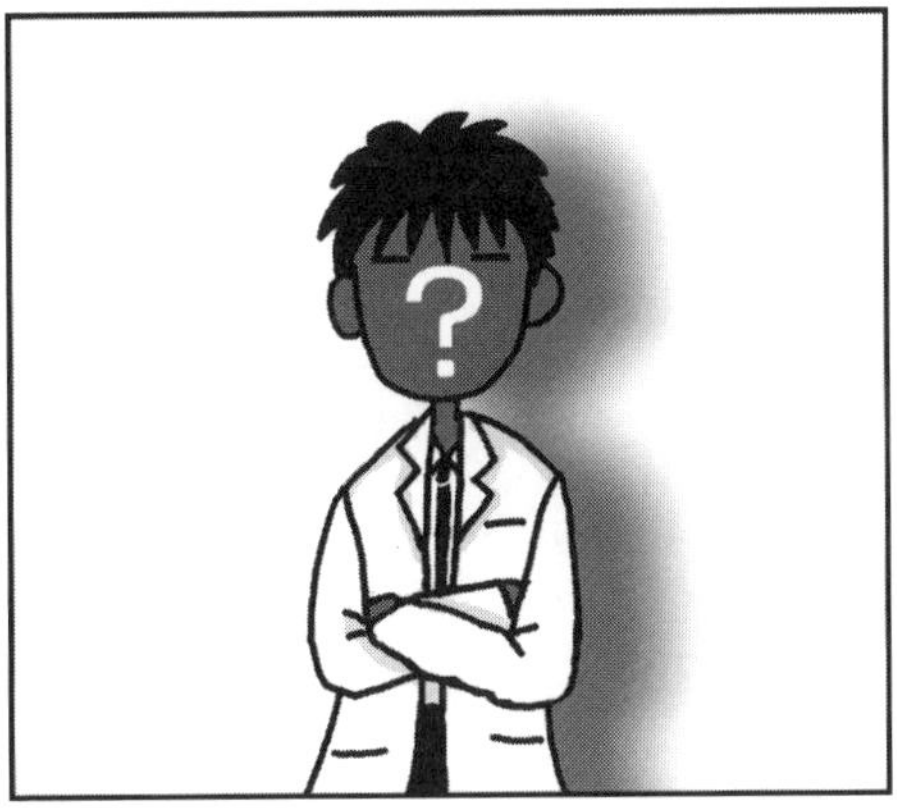

自分に合った医師を探そう

自分に合った医師を探すことって本当に難しい。私の場合、性格がひねくれているためか、実に先生が五人は替わっていたりする。

現在の精神科の主治医に診察してもらったことで、自分が「うつ病」でなく「躁うつ病」だったことが判明し、また、その先生が信頼できる先生なので、現在二週間に一回のペースで通院頑張っています。

医師といっても結局ただの人間、相性が合う合わないが絶対あります。そして一度や二度診察してもらっただけではわからないこともありますよね。また、医師をコロコロ替えることを「ドクターショッピング」といい、あまり良くないという意見もありますよね。「先生（病院）を替えるのは多くても三人まで！」と言う人（専門家を含めて）もいますが、私の場合、たしかに「ドクターショッピング」なることをしていましたが、五人目の医師で初めて「このセンセイがいい」と思えたので、私には絶対そうは思えないのです。

今の主治医は精神科専門の大きな病院に週一回いらっしゃるんですが、はっきり言ってこの病院、不便な場所にあるので通うのが面倒だったりします。が、頑張って通おうと思

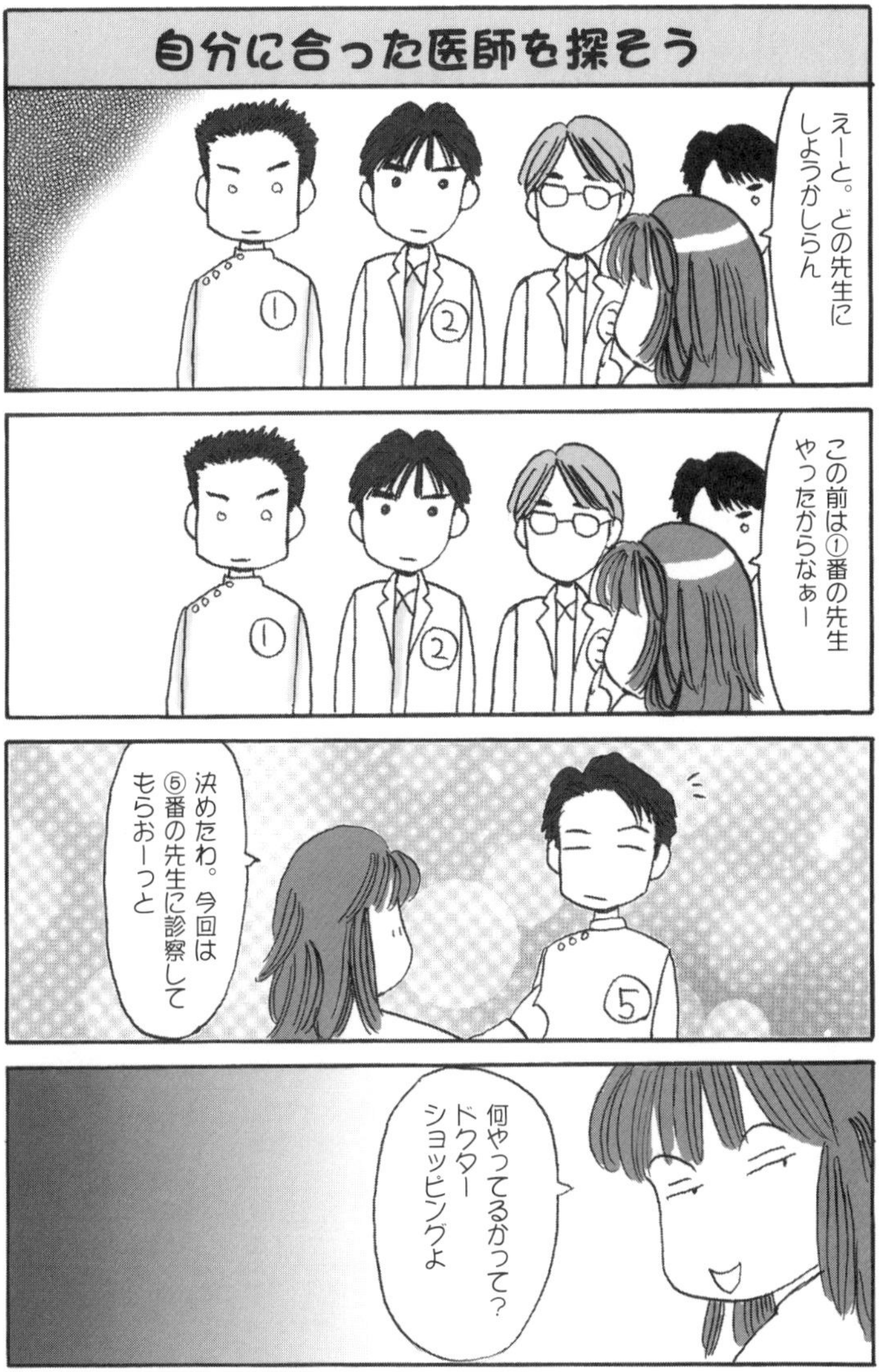
自分に合った医師を探そう
えーと。どの先生にしようかしらん
この前は①番の先生やったからなぁー
決めたわ。今回は⑤番の先生に診察してもらおーっと
何やってるかって？ドクターショッピングよ

えるのはこの主治医がいるからで、病気を治そうと思えるようになったのも、この主治医に出会ってからですもの。私は、こういう病気を克服するのは医師との信頼関係が一番だと思っています。

躁うつ病やうつ病を治療するのは時間と根気が必要だし、イヤイヤ通院なんて、絶対に治るはずがありません。とても大変なことですが、自分が納得のいく先生と巡り会うまで、根気よく探すべきだと考えています。

医師選び〈その1〉

最初に行った心療内科の医師は、それはそれは大変優しくて、丁寧な先生でした。どういう状況なのかも、一つ一つ丁寧に聞いてくれて「なかなか良さげじゃないか」と一瞬思ったんだけど、話していくうちにどんどん話がズレていくことに気づく。

最終的には借金問題の質問ばかりになってきて、あげくの果てには「破産申告するしかない」などと言う始末。私は別に、借金の相談などしに来た覚えもなかったので、どう答えていいのか、かなり困った。最後のほうは、なんだか追い詰められている気がしてきて、もうほとんど先生の話など聞く気もなくなり、早く終われーって感じでした。

一応、処方した薬の説明なども丁寧にしてくれて（そういう点ではよかったのですが）、また二週間後に来てくださいとのこと。とにかく初めて心療内科というところへ行ったもんだから、「実際あんなもんなのかなぁー」と、自分を納得させていたんですが、次の診察日が近づくにつれて、だんだん気が重くなり、「もう二度とこの病院には通いたくない」と思うようになってしまい、やっぱり行かないことを決断。もうこの病院はやめ、インターネットでもっと自分に合った病院を探すことにしました。

やっぱり、追い詰められる心境になる病院はイヤなもんです。

後から調べてみれば、ここは心身症などの方が主に行く病院でした。何の薬を処方されたのかも、もう憶えてないや。

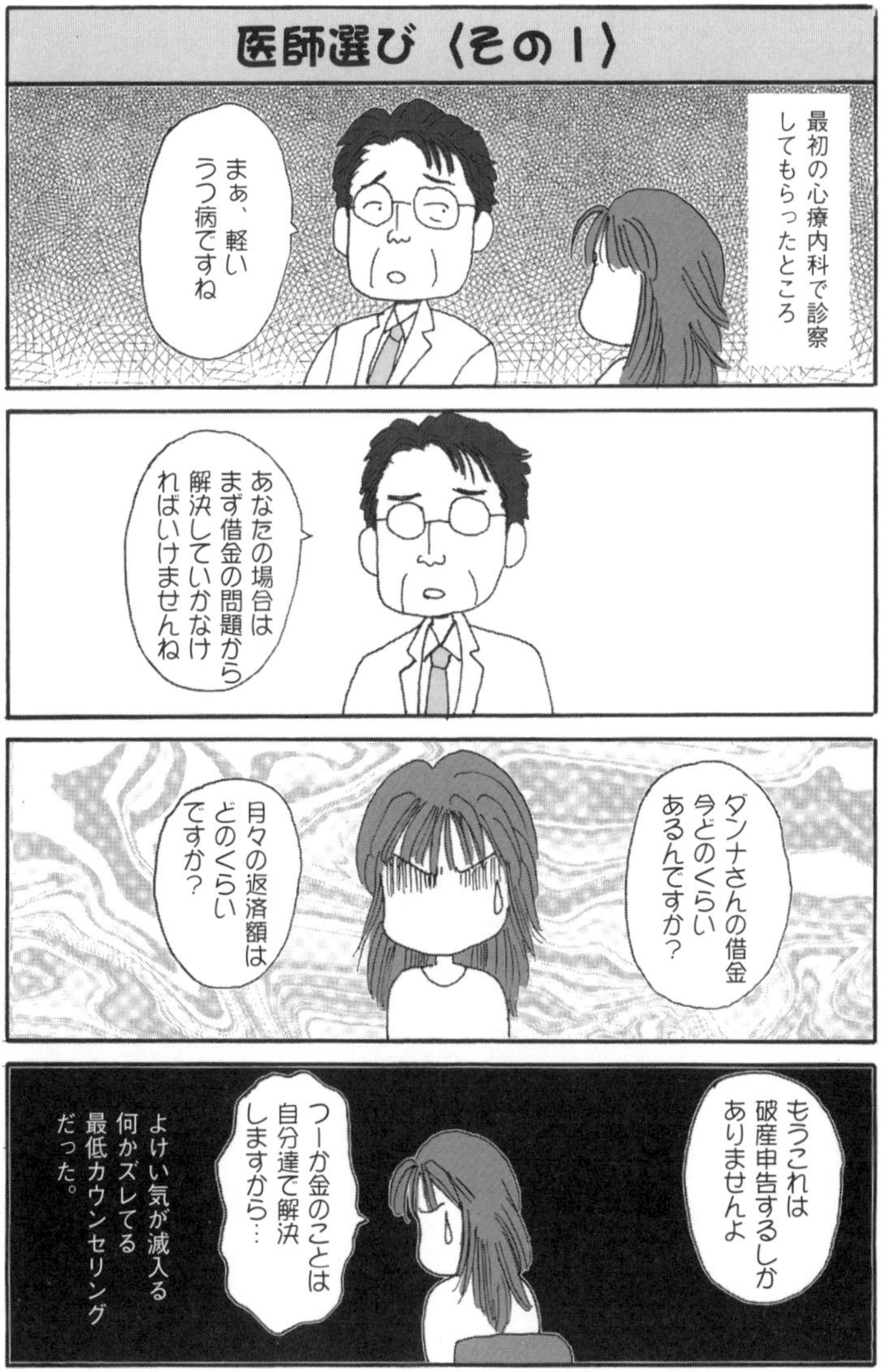
医師選び〈その1〉
最初の心療内科で診察してもらったところ
まぁ、軽いうつ病ですね
あなたの場合はまず借金の問題から解決していかなければいけませんね
ダンナさんの借金今どのくらいあるんですか？
月々の返済額はどのくらいですか？
もうこれは破産申告するしかありませんよ
つーか金のことは自分達で解決しますから…
よけい気が滅入る何かズレてる最低カウンセリングだった。

医師選び〈その2〉

次に行った所は、インターネットで調べた所。やはり心療内科でしたが、うつ病に関して力を入れているようだし、バックにでかい精神科の病院があるということだし、場所も家からまああ近かったので、思いきって行ってみた。

当時病院を探すため、インターネットを活用していたことからいろんな病気の存在を同時に知ることとなりました。前の病院では「うつ病」と診断されていたんですが、やたらハイな時もあるし、抑うつ状態の時もあるし、とにかく気分がコロコロ変わってしまうことがよくあるため、うつ病だという気がしませんでした。そして病気をインターネットで調べている時に目に留まったのがなぜか「境界性人格障害」という病名。自分にあてはまるところが多々あったため、「ホントはうつ病なんかじゃなくて境界性人格障害なのでは？」と思い込んでしまい、ここの先生に質問してみた。が、答えは「調べてほしいならしてもいいけど、まずこれ飲んで……」の繰り返しで、まったく相手にされず。受診するたび、同じ薬を処方されて「はい、終わり。」状態だったので、全然患者の不安を取り除いてくれない医師だ！とだんだん不信感がつのってきた。しかも自分が「うつ病」なのか病名もはっきり言ってく

医師選び〈その2〉

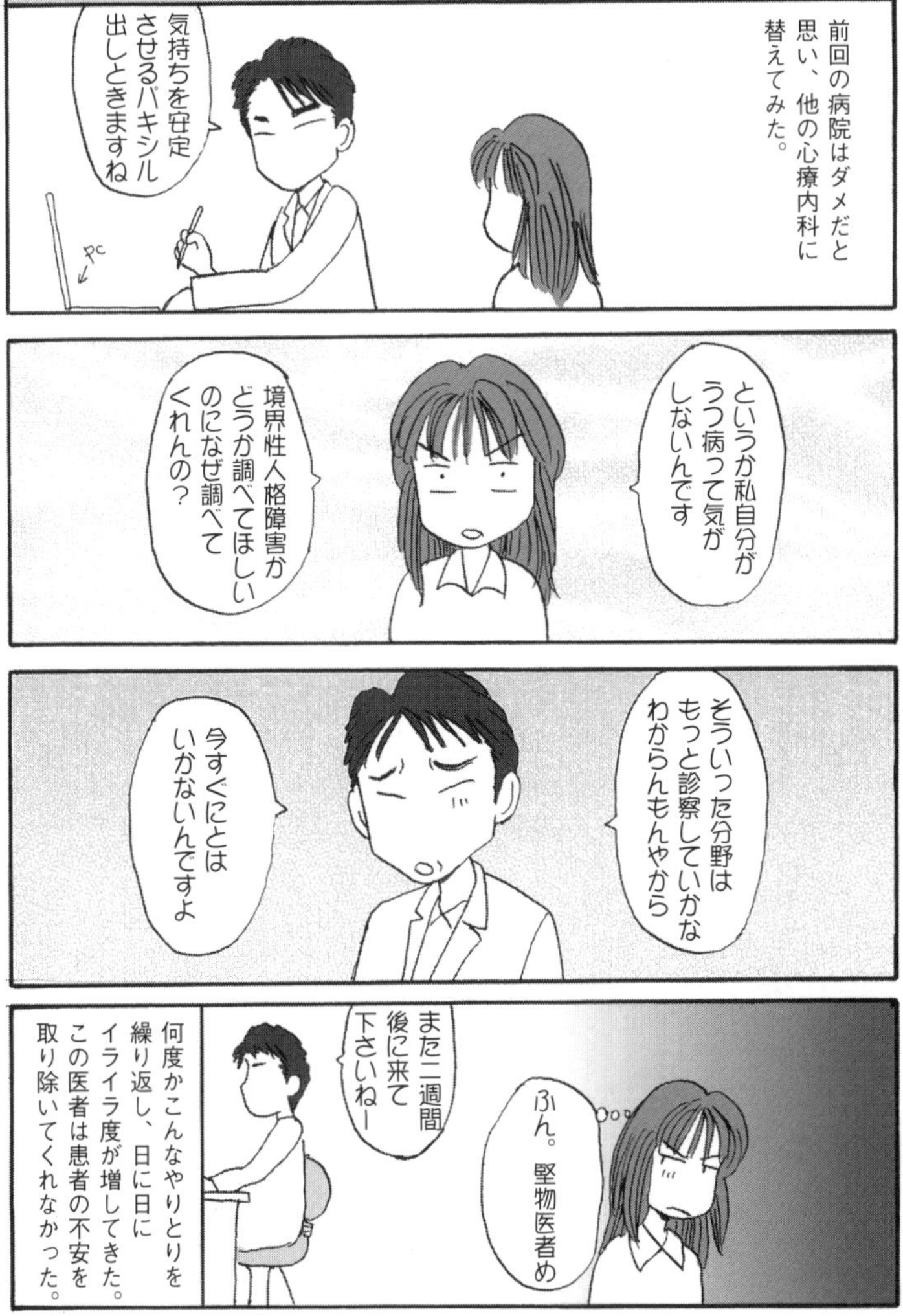
前回の病院はダメだと思い、他の心療内科に替えてみた。
気持ちを安定させるパキシル出しときますね
PC
というか私自分がうつ病って気がしないんです
境界性人格障害かどうか調べてほしいのになぜ調べてくれんの？
そういった分野はもっと診察していかなわからんもんやから
今すぐにとはいかないんですよ
ふん。堅物医者め
また二週間後に来て下さいねー
何度かこんなやりとりを繰り返し、日に日にイライラ度が増してきた。この医者は患者の不安を取り除いてくれなかった。

れないし、どんどん不安になる一方。

しかも、処方される薬もまったく効かず、逆にハイになっていく一方だったたし（後々他の医師に聞けば躁転していたらしく）ますます不信感はつのるばかり。結局、「こんな頼りない医師、こっちから願い下げじゃ〜！」になり、幸いこの病院は医師が日替わりで何人かいたので、他の医師に診察してもらうことを決意しました。

医師選び〈その3〉

三度目の正直などとブツブツ言いつつ、また違う先生に診察してもらうことになったんだが……まぁ似た者同士という感じでした。

どちらかといえばこちらの先生のほうがハキハキして良さげでしたが、こちらの状況を訴えても、処方される薬はまったく前回と同じ。つーか、こんなもん効かん！と訴えているにもかかわらず、カウンセリングの時間も非常に短く、しかも相変わらず私の病状についても説明なし。「はいはい、次の人ー」って感じがして、これは感じ悪かった。この先生には二回ほどしか診てもらっていない（ただ単に薬をもらうために受診しただけ）。最後に診てもらった時に、一番気になっていたことなので「境界性人格障害かどうか調べてくれ！」と、うるさく訴えたところ、やっと相手にしてくれたのか、その分野を得意とする医師に診てもらうことになりました。これで、気持ちの不安も少しマシになったりしました。この点はイイ医師だ（笑）。

私は、患者の不安を取り除いてくれるのが医師の務めだと思うんです。しかし実際は淡々としていて、親身になってくれる医師って、なかなか存在しないもんだと痛感しました。

医師選び〈その3〉

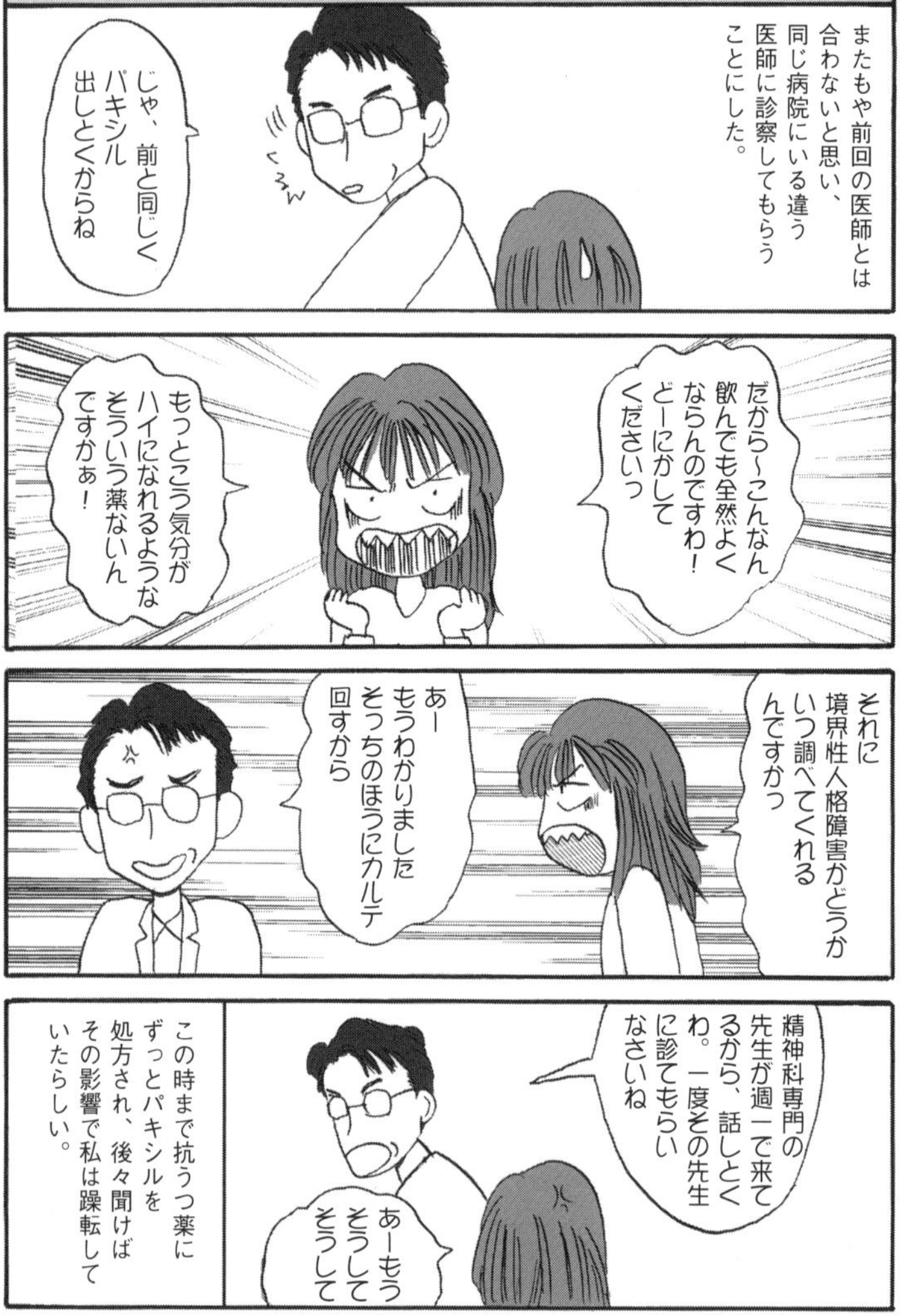

またもや前回の医師とは合わないと思い、同じ病院にいる違う医師に診察してもらうことにした。
じゃ、前と同じくパキシル出しとくからね
だから〜こんなん飲んでも全然よくならんのですわ！どーにかしてくださいっ
もっとこう気分がハイになれるようなそういう薬ないんですかぁ！
それに境界性人格障害かどうかいつ調べてくれるんですかっ
あーもうわかりましたそっちのほうにカルテ回すから
精神科専門の先生が週一で来てるから、話しとくわ。一度その先生に診てもらいなさいね
あーもうそうしてそうして
この時まで抗うつ薬にずっとパキシルを処方され、後々聞けばその影響で私は躁転していたらしい。

医師選び〈その4〉

四人目の先生は、人格障害等を得意としている精神科の先生。最初の印象は、白衣も着ていないし、今まで診てもらった先生達とまったく違う感じがしました。話してても面白《オモロ》いことばかり言うし、とっても良さげだったんですが、即「尋問」しているのがわかった。なんか腹のさぐり合いをしているような感覚になってしまい、そうなると、根性のひねくれている私は、「私の気持ちなんてわかられてたまるか」みたいな反抗的な気持ちが出てきたりして、なかなかハードなカウンセリングだった。

いろいろな質問を終えた後の先生の第一声は「今飲んでいる薬をすべて替えよう」。「気分の波を抑える薬だよー」とだけ教えてもらい、初めてリーマスを処方されたんですが、無知な私はこの時、抗不安薬だと思っていました。そして抗うつ薬、抗不安薬、睡眠薬等すべて変更。その後、先生の発した言葉は「たしかに一般の人と比べて未発達なところがあるけど、あんたは境界性人格障害ではないし、いたって普通！　大丈夫だ」という言葉。「……え？」みたいな。「いたって普通」？　もしそうなら、なぜ薬を飲まなきゃいかんのだ？　この言葉で一気に不信感を抱いてしまった。

例のリーマスも気になっていたので、後からインターネットで調べてみれば、主に「抗躁薬」として使われる向精神薬ではないか。リーマスはうつにも効くらしいが、医師から説明がないのはとても感じが悪かった。

四人も医師を替わって、誰ひとり納得のいく医師に出会えないことに幻滅してしまい、最後にはただ薬をもらいに行くだけの通院になってきて、しまいには病院に行かなくなってしまいました。

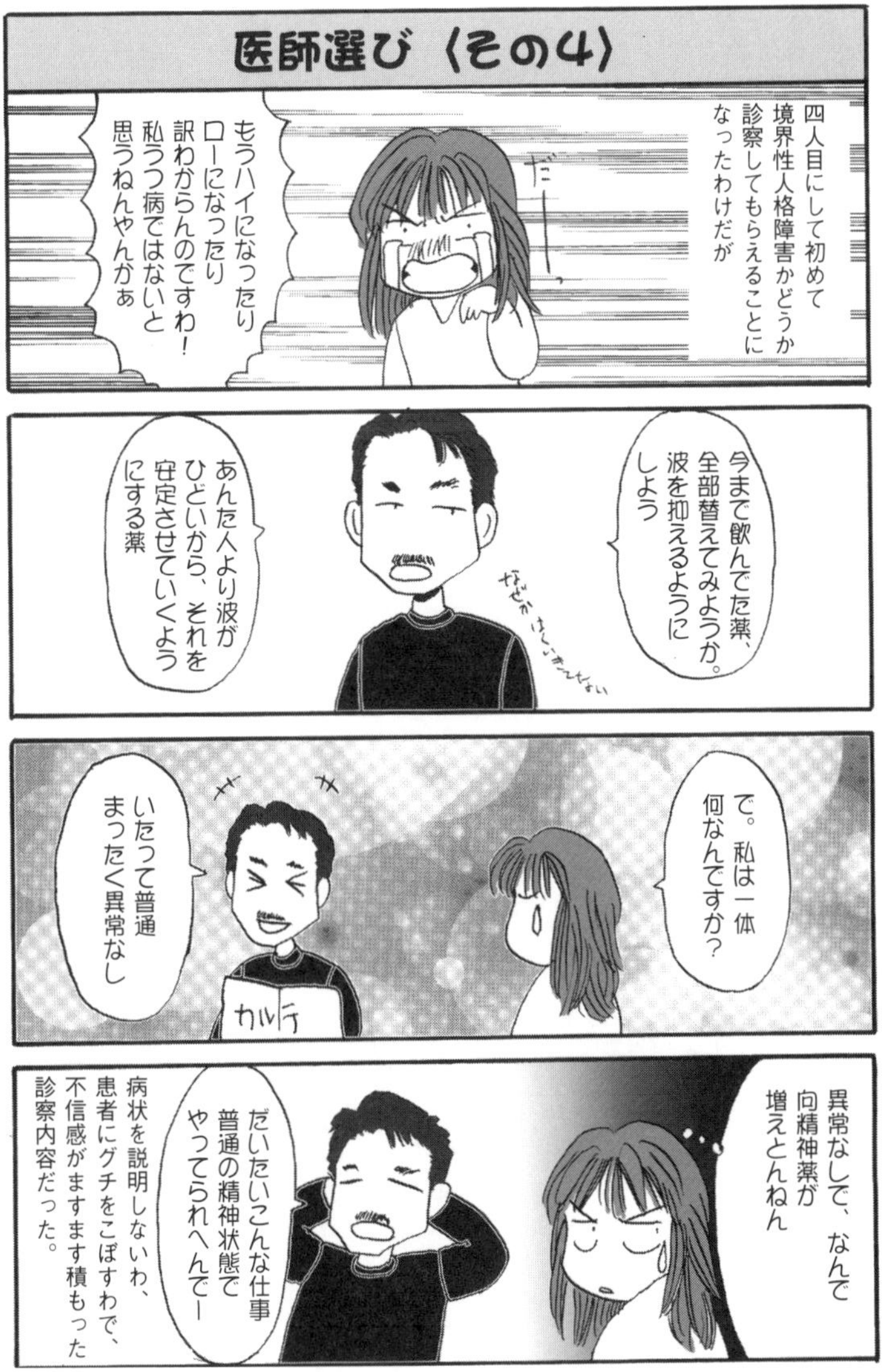
医師選び〈その4〉
四人目にして初めて境界性人格障害かどうか診察してもらえることになったわけだが
だーーっ
もうハイになったりローになったり訳わからんのですわ！私うつ病ではないと思うねんやんかぁ
今まで飲んでた薬、全部替えてみようか。波を抑えるようにしよう
なぜかはくいきてない
あんた人より波がひどいから、それを安定させていくようにする薬
で。私は一体何なんですか？
いたって普通まったく異常なし
カルテ
異常なしで、なんで向精神薬が増えとんねん
だいたいこんな仕事普通の精神状態でやってられへんでー
病状を説明しないわ、患者にグチをこぼすわで、不信感がますます積もった診察内容だった。

医師選び〈その5〉

病院に通わなくなって三カ月ほど。その間は「もう薬も飲まんし、根性で治すねん」と友人に言いまくり、頑固にアンチ病院になっていたんですが、ある日、とうとうキレてしまい、自殺企図したことにより、家族から「病気を治す気がなければ、強制入院させるしかない!」という言葉が出てしまったので「行ったらええんやろ!」ってな具合で、通院を中断していた病院へイヤイヤながら行ってみれば、以前の主治医が長期休養で、代わりの新しい先生が来ているではないか! 医師もこれで五人目……どうせ皆同じじゃんけ、と思いながら、診察を受けてみると……。

これが大正解。「いったい私は何なの?」。この不安を一気に取り除いてくれたのがこの五人目の先生。なぜこの薬を飲まなければいけないのか、なぜ境界性人格障害だと思い込んでしまったのか等、ちゃんと説明してくれて、一番気になっていた私の病名もはっきり「躁うつ病やね」と教えてくれた。これだけで、もう気分スッキリ。質問にも患者の状況を考えながら答えてくれているし、優しい口調で言うことはビシッと言う感じ。カウンセリングは四十分以上になっていたんじゃないだろうか。

医師選び〈その5〉

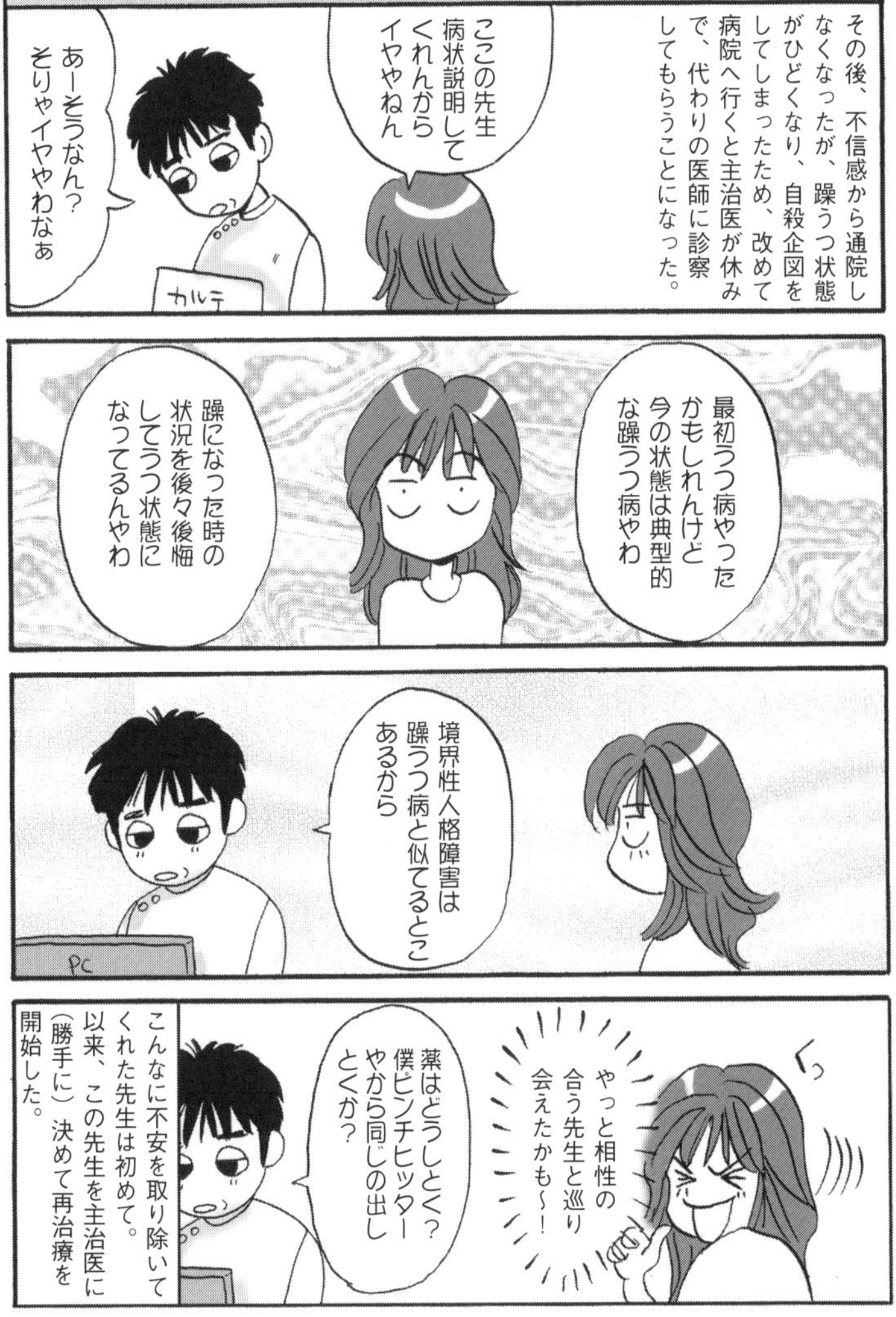
その後、不信感から通院しなくなったが、躁うつ状態がひどくなり、自殺企図をしてしまったため、改めて病院へ行くと主治医が休みで、代わりの医師に診察してもらうことになった。
ここの先生病状説明してくれんからイヤやねん
あーそうなん？そりゃイヤやわなぁ
カルテ
最初うつ病やったかもしれんけど今の状態は典型的な躁うつ病やわ
躁になった時の状況を後々後悔してうつ状態になってるんやわ
境界性人格障害は躁うつ病と似てるとこあるから
PC
やっと相性の合う先生と巡り会えたかも～！
薬はどうしとく？僕ピンチヒッターやから同じの出しとくか？
こんなに不安を取り除いてくれた先生は初めて。以来、この先生を主治医に（勝手に）決めて再治療を開始した。

初めて納得して気分よく病院から帰ることもでき、「病院へ行ってよかった」と思った。「あの先生とならうまくやっていけるかも。もう一度治療頑張ってみようかなぁ」などと病気と向き合う気力も湧いてきたほどでした。

現在この先生は私の主治医。五人目にしてやっとイイ医師に巡り会うことができました。この先生に出会えて本当によかった～！　長期休養していた先生に感謝しているくらい（笑）。

カウンセリングがつらい時

皆さん、カウンセリングってどう思います？

付き添いの人がいる時は、その人に状況を説明してもらえたりするので、そういう場合はいいんですが、抑うつ状態や、状況をうまく伝えられないのにひとりで診察に臨む場合は、つらいものではないでしょうか？

私の場合、躁状態の時はどうでもいいことをノリノリでしゃべりまくっていたりしますが、抑うつ状態の時はまず病院へ行くのがダルいし、とにかくしゃべるのがイヤ。

薬がまだ家にある場合は病院へ行くのをサボってもいいかな？って思うけど、もうない時は、飲まなきゃ普通の状態でいられないし、這ってでも病院へ行かなきゃいけないという場合もありますよねー。しかも診察してもらわなきゃ薬は処方してもらえないし、抑うつ状態の時などはホント難儀します。

そんな時思いついたのが「紙に状況を書く」こと。状況を口で説明するよりずっとマシなので、つらくてもダルくても、とにかく書く。といっても私の場合はＰＣで打ちますが（笑）。それを当日持参して「これ読んで」。このセリフだけで、ほとんどしゃべらなくて済む時もあったりして、あたし的には良さげだと思う。実際、今の主治医に「この紙に書く方法良さげ？」って尋ねたら「良さげやな」と笑っていました（笑）。

まぁその医師によってどう思われるかわからないけど、とにかく状況をうまく伝えられない時やしゃべりたくない時など、一度この方法を試してみてもいいんではないかなぁと思いますよ。

カウンセリングがつらい時

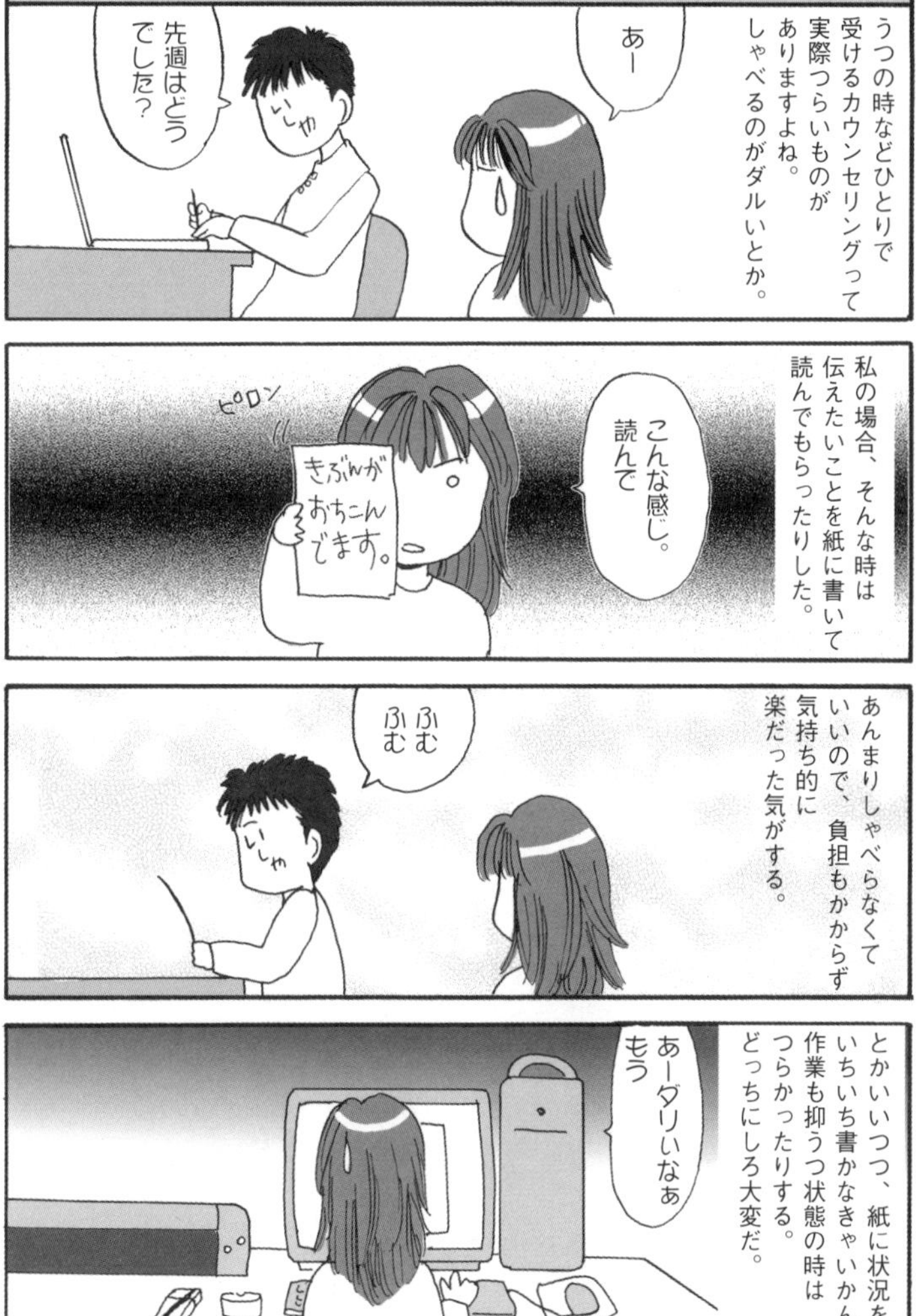
うつの時などひとりで受けるカウンセリングって実際つらいものがありますよね。しゃべるのがダルいとか。
あー
先週はどうでした？
いしゃ
私の場合、そんな時は伝えたいことを紙に書いて読んでもらったりした。
こんな感じ。読んで
ピロン
きぶんがおちこんでます。
あんまりしゃべらなくていいので、負担もかからず気持ち的に楽だった気がする。
ふむふむ
いしゃ
とかいいつつ、紙に状況をいちいち書かなきゃいかん作業も抑うつ状態の時はつらかったりする。どっちにしろ大変だ。
あーダリいなぁもう

躁うつ病・うつ病は治せる病気です

躁うつ病やうつ病は、家族や友人など周りの人達が理解してくれることがとっても大事です。ただの怠けや、気分的なもの、薬なんかに頼っちゃダメ〜、と考える人もまだまだ多いのです。そんな家族のもとで、躁うつ病やうつ病になった人は一緒に暮らしていけると思いますか？　躁うつ病やうつ病は、「根性」「気合い」だけでは治せないものであり、とにかく時間が必要です。「人としてこのくらいできるだろう」ということができないのが、躁うつ病・うつ病なのです。

うつ状態の時はちょっとしたことでも自分を責めてしまうので、周囲の人はそっと見守ってあげるのが一番です。せかさず、あせらせず、ゆっくり、のんびり……これが大事です。気になって必要以上に声をかけるのも逆効果。うつの時は負担になってしまいます。「つかず離れず」これがベストだと思います。また、うつ病の何が一番怖いかといえば、やはり「自殺」。うつ病は死にたい病です。うつ状態になるとたいてい「消えてしまいたい」とずっと考えてしまいます。激うつ状態の時は行動力も低下して動けないので、実行に移す気力もありませんが、「自殺願望」をまだ持ったまま少しマシな状態になると、これが危険。本当に実行してしまうケースがあるので「良くなってきたね」と安心せず、注意しなければいけません。躁うつ病・うつ病は完治が可能な病気なので（長期にわたり治らない場合は薬が合っていないのかもしれません）、気長に見守ってあげてください。

躁うつ病の場合は、軽躁になっている時はいかにも楽しそうで、すべて順調のように見えるので周囲の人は安心しますが、ほうっておくとどんどん悪化するので、要注意。やたら多弁になったり活発になっている時は、危険信号です。気が大きくなっているので、必ずといっていいほど金遣いが荒くなっていきます（もう典型的な躁症状）。また、本人が病相期ということを自覚していない場合、薬も飲まなくなったりしますので、病気を理解していない家族だと「そんな薬は飲まないほうがいいもんね♪」と家族みんなで放棄してしまうこともあり、そういう場合は、後々大変な事態になりかねません。躁状態の時は本人自身歯止めがきかないので、家族が管理してあげることも非常に大事だと思います。また、いったんうつ状態に突入すると、今度は躁からのリバウンドがくるので、躁の時のひどさによっては、大うつになってしまう可能性大。また、躁状態でもうつ状態でも、自殺願望が出てしまうことが多々あるので、こちらも注意深く見守らなければいけません。躁うつ病はアップダウンが忙しくて、完治したと思っても数年後には再発してしまう危険性がある病気。寛解期（まったく正常な時期）と病相期の時期の見極めが難しいところで、付き合う家族も本当に大変ですが、どうか根気よく付き合ってください。

短期入院〈その1〉

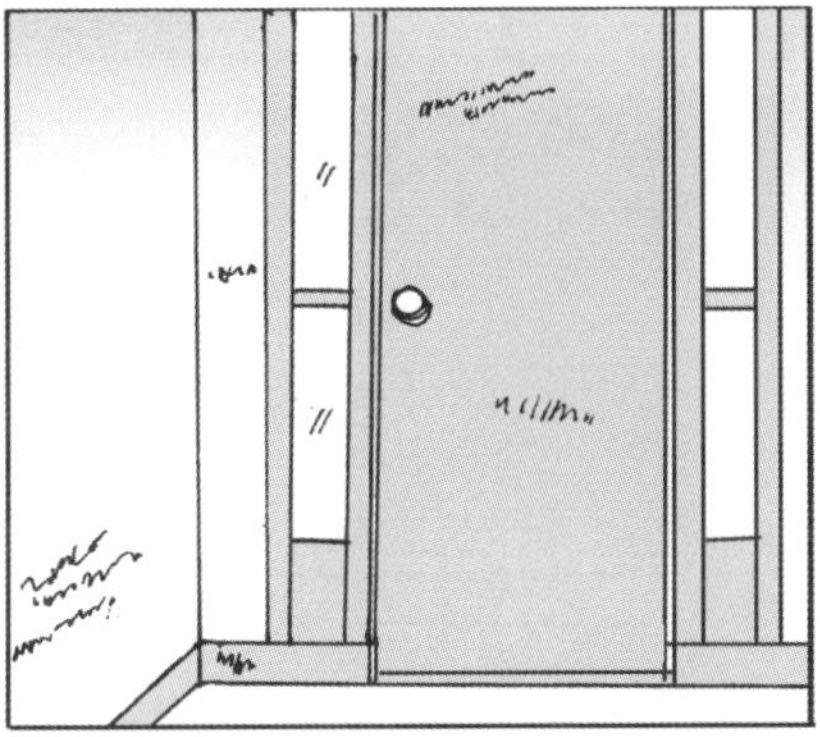

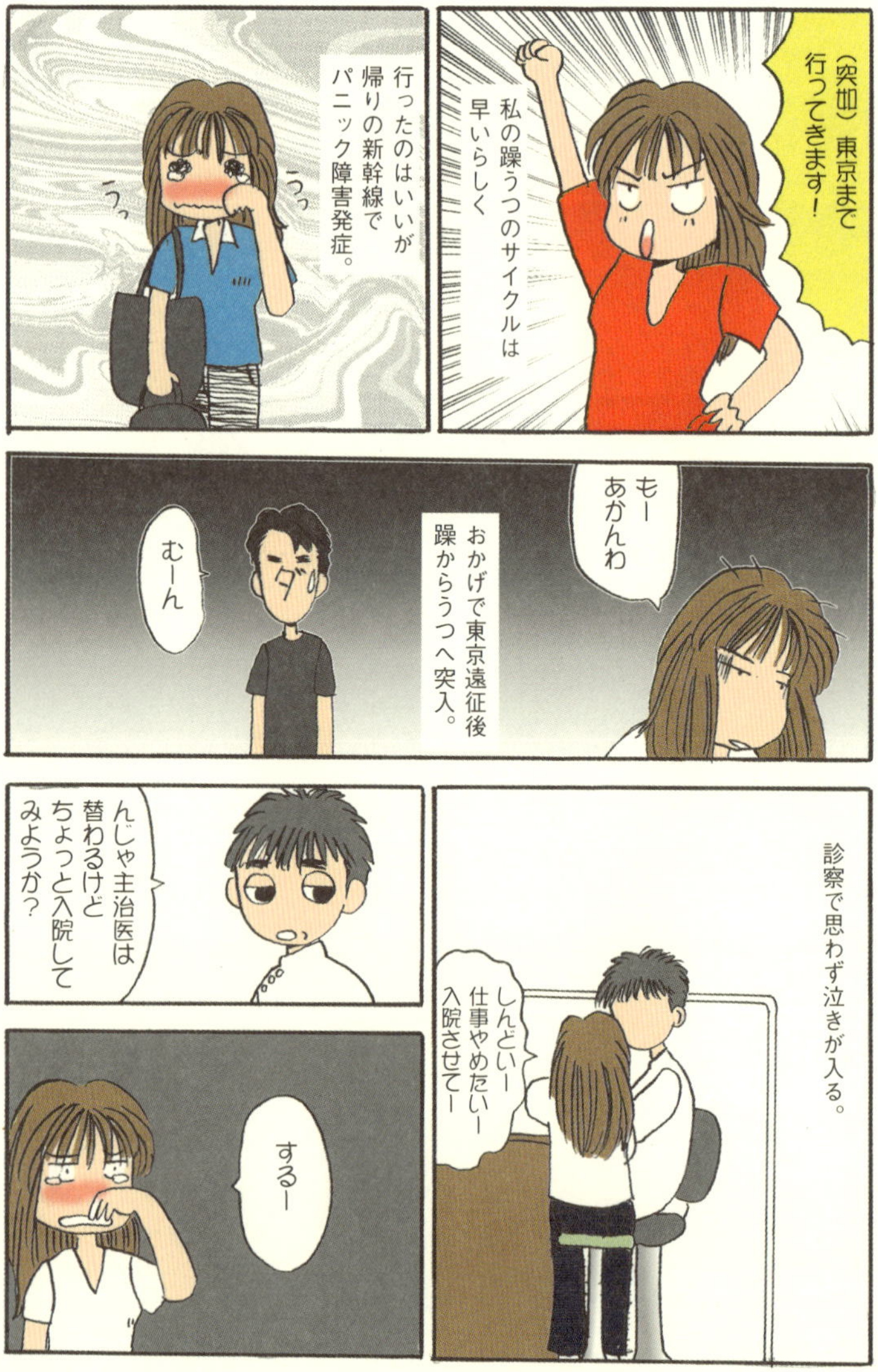
（突如）東京まで行ってきます！
私の躁うつのサイクルは早いらしく
行ったのはいいが帰りの新幹線でパニック障害発症。
うっ
うっ
もーあかんわ
おかげで東京遠征後躁からうつへ突入。
むーん
ダ
診察で思わず泣きが入る。
しんどいー仕事やめたいー入院させてー
んじゃ主治医は替わるけどちょっと入院してみようか？
するー

短期入院〈その１〉

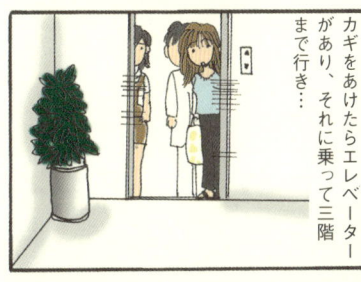

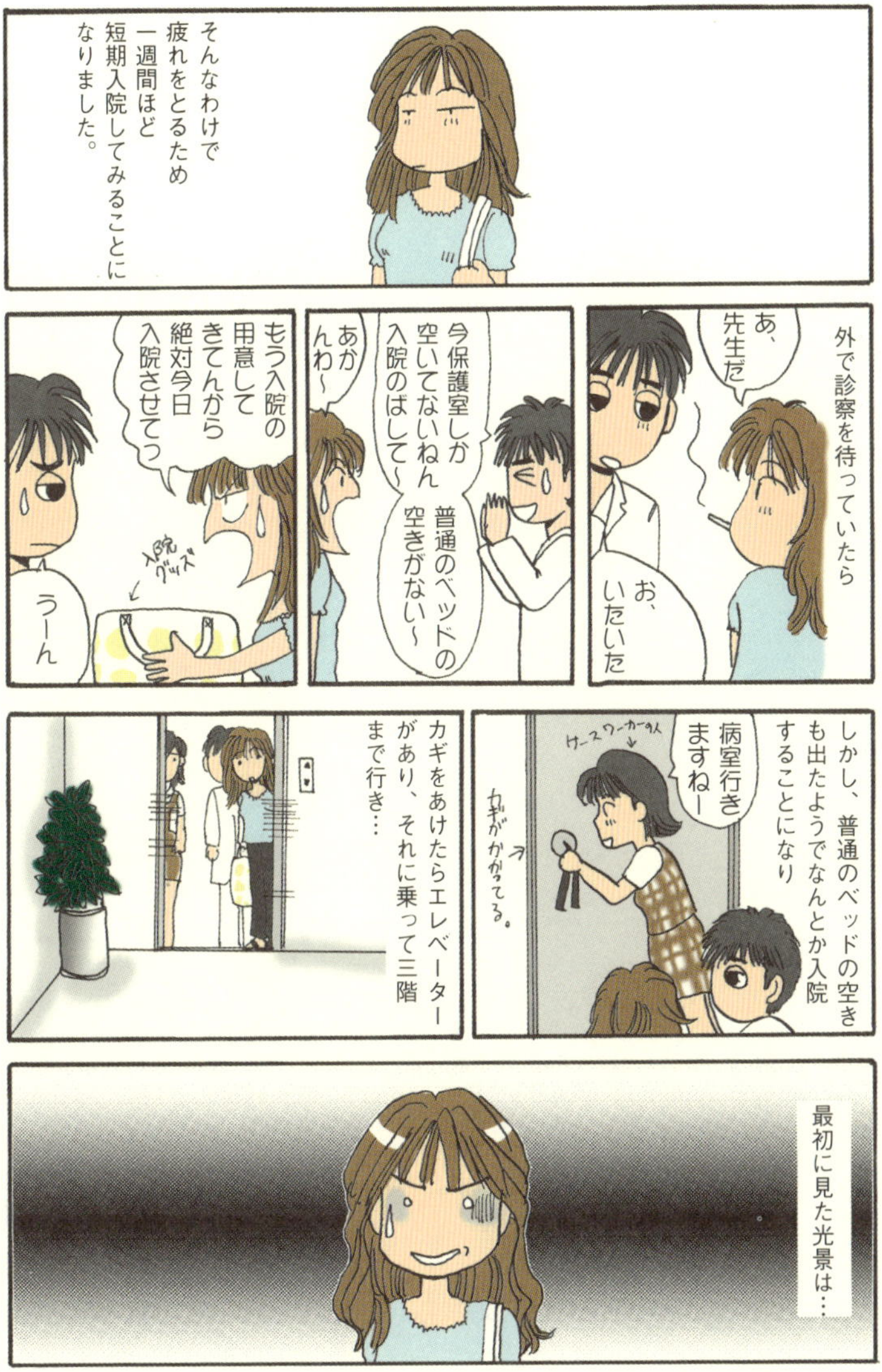
そんなわけで疲れをとるため一週間ほど短期入院してみることになりました。
外で診察を待っていたら
あ、先生だ
お、いたいた
今保護室しか空いてないねん入院のばして〜
普通のベッドの空きがない〜
あかんわ〜
もう入院の用意してきてんから絶対今日入院させてっ
入院グッズ
うーん
しかし、普通のベッドの空きも出たようでなんとか入院することになり
病室行きますねー
ケースワーカーの人
カギがかかってる。
カギをあけたらエレベーターがあり、それに乗って三階まで行き…
最初に見た光景は…

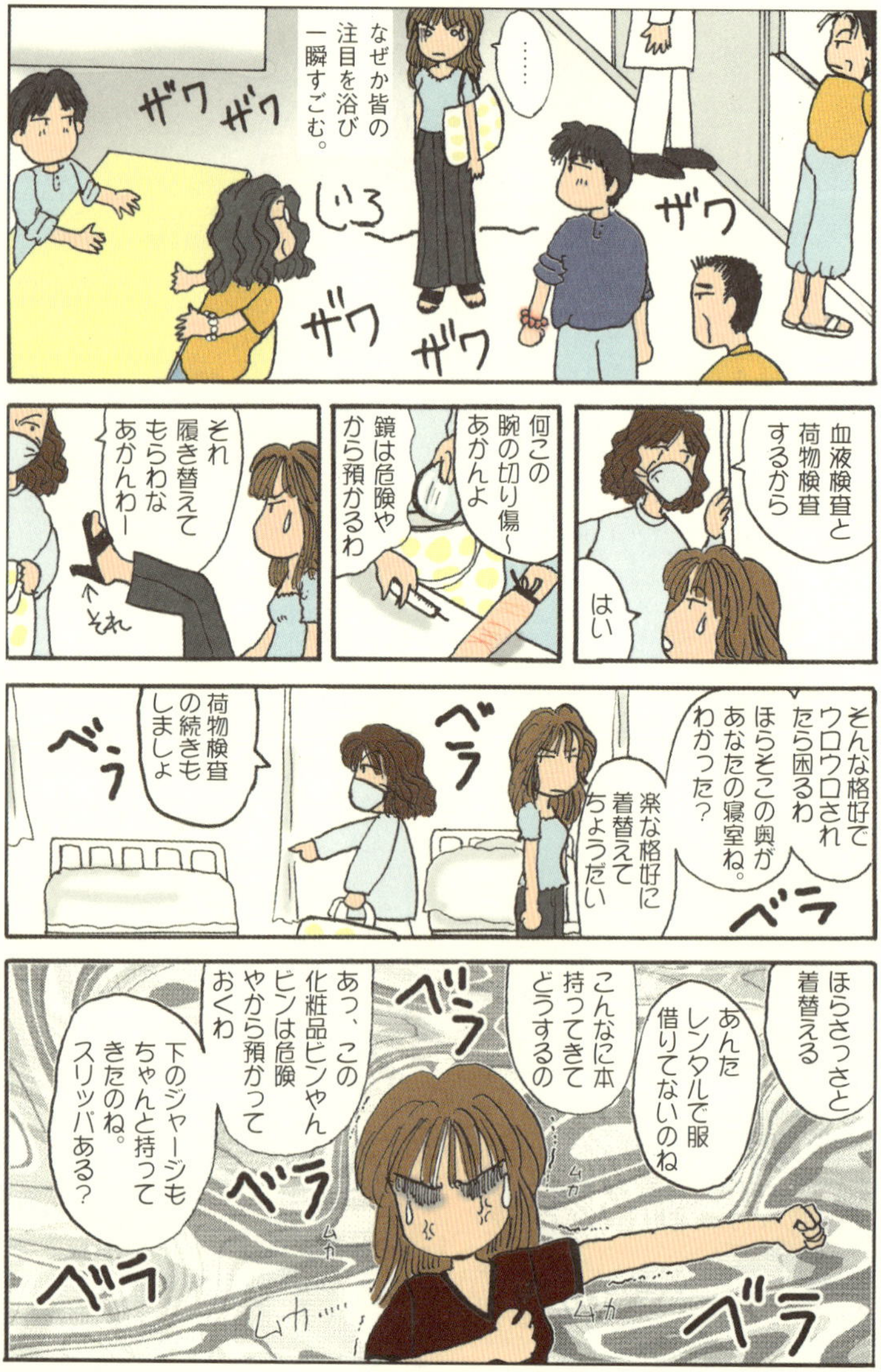
なぜか皆の注目を浴び一瞬すごむ。
……
ザワ
ザワ
じろ
ザワ
ザワ
ザワ
血液検査と荷物検査するから
はい
何この腕の切り傷～あかんよ
鏡は危険やから預かるわ
それ履き替えてもらわなあかんわー
それ
そんな格好でウロウロされたら困るわ
ほらそこの奥があなたの寝室ね。わかった？
楽な格好に着替えてちょうだい
ベラ
ベラ
荷物検査の続きもしましょ
ベラ
ほらさっさと着替える
あんたレンタルで服借りてないのね
こんなに本持ってきてどうするの
ベラ
あっ、この化粧品ビンやんビンは危険やから預かっておくわ
下のジャージもちゃんと持ってきたのね。スリッパある？
ムカ
ベラ
ムカ
ベラ
ムカ……
ムカ
ベラ

短期入院〈その1〉

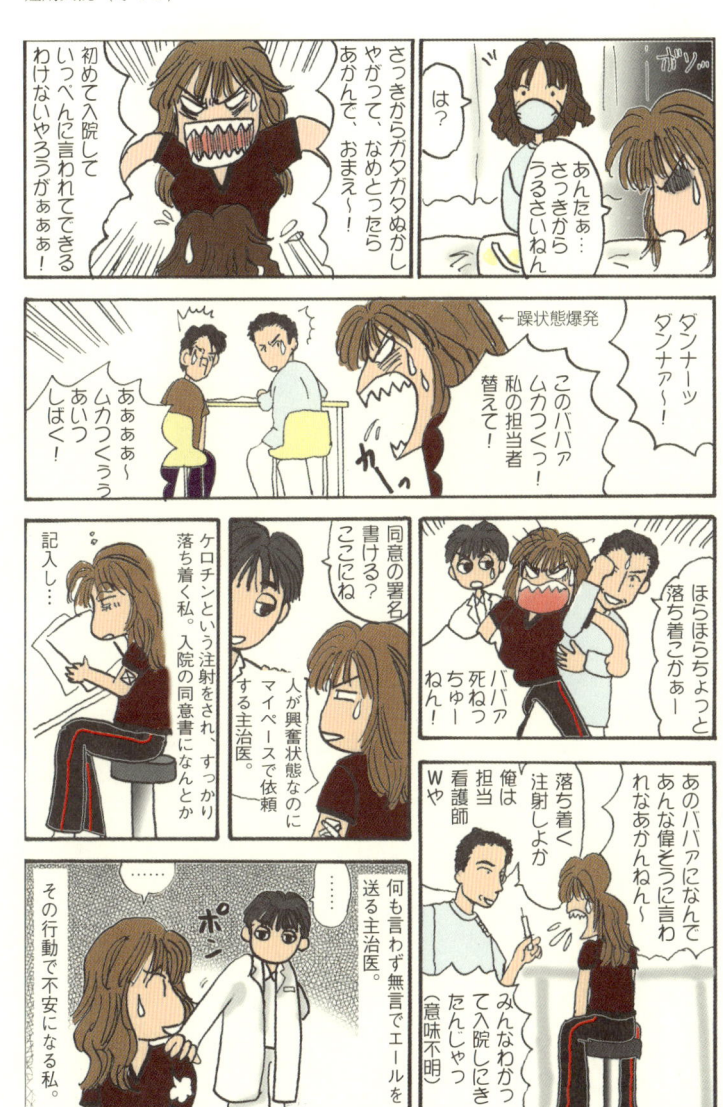

ガツッ
は?
あんたぁ…さっきからうるさいねん
さっきからガタガタぬかしやがって、なめとったらあかんで、おまえ～!
初めて入院していっぺんに言われてできるわけないやろうがぁぁぁ!
ダンナーッ ダンナァ～!
←躁状態爆発
このババァムカつくぅ!私の担当者替えて!
あぁぁぁ～ムカつくぅうあいつしばく!
カーッ
ほらほらちょっと落ち着こかぁー
ババァ死ねっちゅーねん!
同意の署名書ける?ここにね
人が興奮状態なのにマイペースで依頼する主治医。
ケロチンという注射をされ、すっかり落ち着く私。入院の同意書になんとか記入し…
あのババァになんであんな偉そうに言われなあかんねん～
落ち着く注射しよか
俺は担当看護師Wや
みんなわかって入院しにきたんじゃっ(意味不明)
何も言わず無言でエールを送る主治医。
……
……
ポン
その行動で不安になる私。

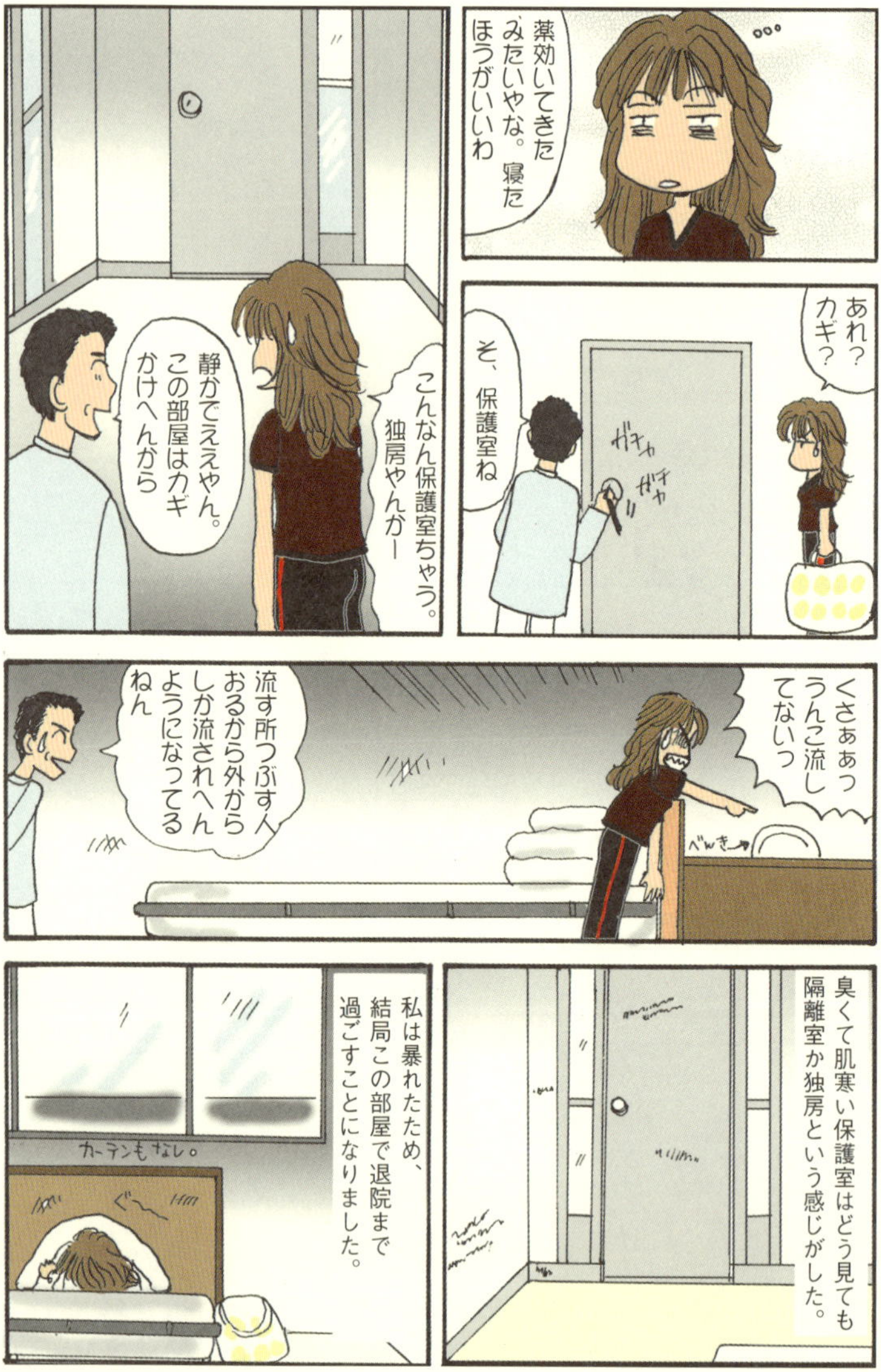

薬効いてきたみたいやな。寝たほうがいいわ
あれ？カギ？
そ、保護室ね
ガチャ ガチャ
こんなん保護室ちゃう。独房やんかー
静かでええやん。この部屋はカギかけへんから
くさぁあっうんこ流してないっ
べんき
流す所つぶす人おるから外からしか流されへんようになってるねん
臭くて肌寒い保護室はどう見ても隔離室か独房という感じがした。
私は暴れたため、結局この部屋で退院まで過ごすことになりました。
カーテンもなし。
ぐ〜

短期入院〈その1〉

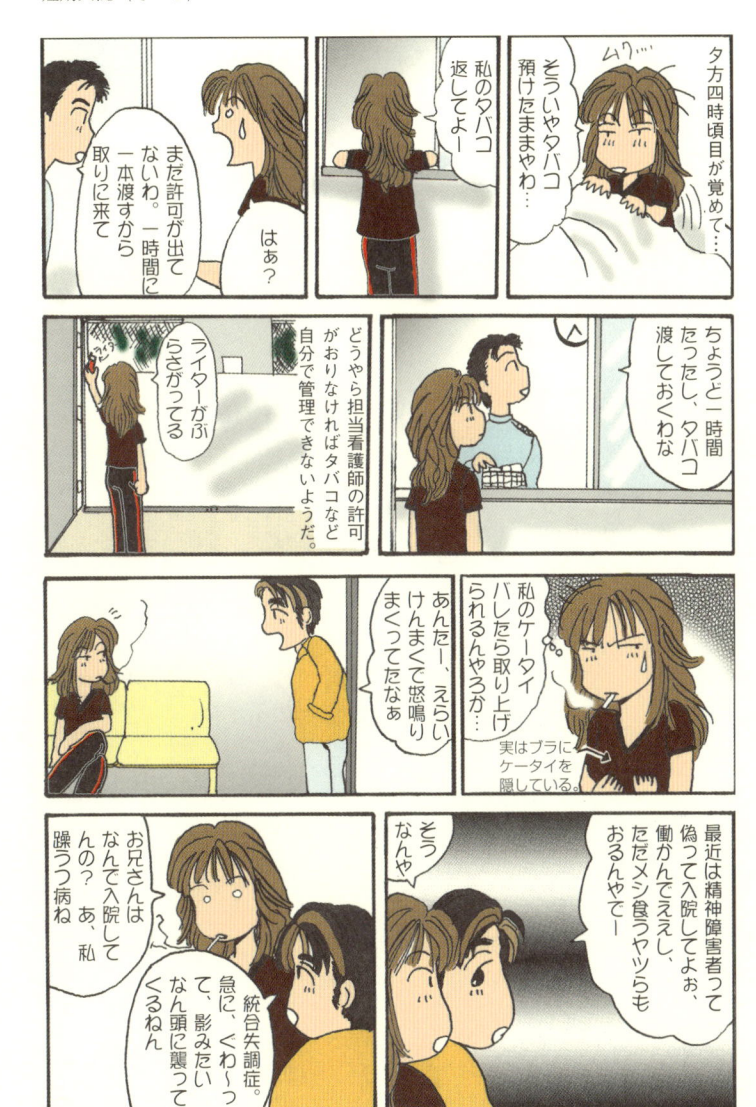

夕方四時頃目が覚めて…
ムク…
そういやタバコ預けたままやわ…
私のタバコ返してよー
はぁ？
まだ許可が出てないわ。一時間に一本渡すから取りに来て
ちょうど一時間たったし、タバコ渡しておくわな
へ
どうやら担当看護師の許可がおりなければタバコなど自分で管理できないようだ。
ライターがぶらさがってる
私のケータイバレたら取り上げられるんやろか…
実はブラにケータイを隠している。
あんたー、えらいけんまくで怒鳴りまくってたなぁ
最近は精神障害者って偽って入院してよぉ、働かんでええし、ただメシ食うヤツらもおるんやでー
そうなんや
お兄さんはなんで入院してんの？ あ、私躁うつ病ね
統合失調症。急に、ぐわ～って、影みたいなん頭に襲ってくるねん

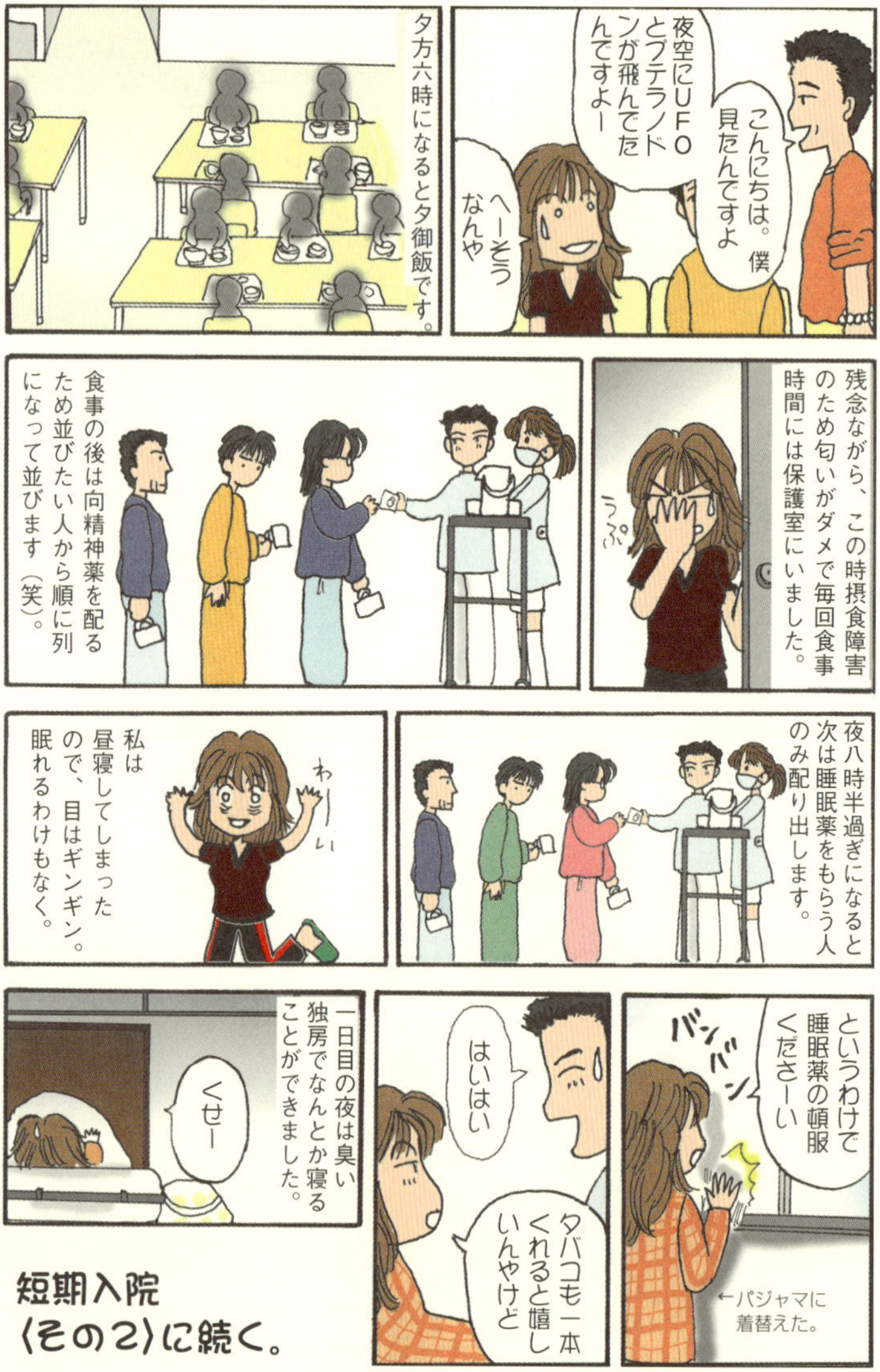
こんにちは。僕見たんですよ
夜空にUFOとプテラノドンが飛んでたんですよー
へーそうなんや
夕方六時になると夕御飯です。
残念ながら、この時摂食障害のため匂いがダメで毎回食事時間には保護室にいました。
うぷ
食事の後は向精神薬を配るため並びたい人から順に列になって並びます（笑）。
夜八時半過ぎになると次は睡眠薬をもらう人のみ配り出します。
私は昼寝してしまったので、目はギンギン。眠れるわけもなく。
わーい
というわけで睡眠薬の頓服くださーい
バンバン
←パジャマに着替えた。
はいはい
タバコも一本くれると嬉しいんやけど
一日目の夜は臭い独房でなんとか寝ることができました。
くせー
短期入院〈その2〉に続く。

第4章 薬について

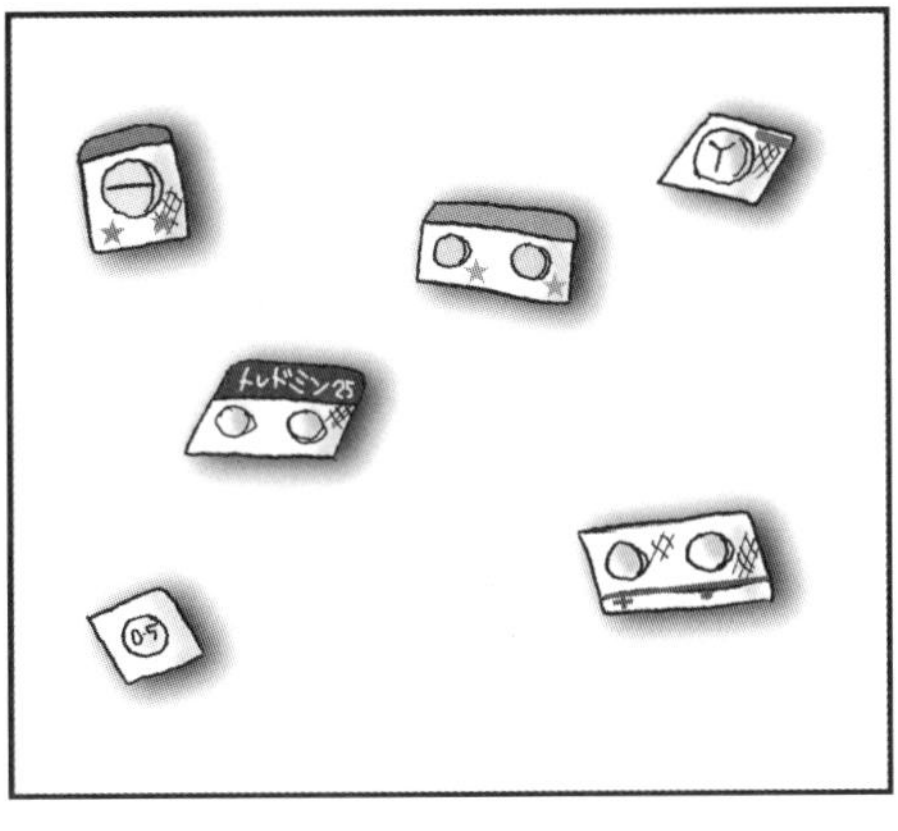

薬と付き合うために

気分障害である躁うつ病やうつ病は「心が風邪をひいたようなもの」とたとえられますよね。が、考えようによっては「ただの風邪だったら根性で治せるし、気の持ちよう、薬を飲まなくても治せるのでは？」と考える人もいると思います。私の場合、軽い風邪だったら病院へ行かず、たいてい自力で治すもん（笑）。

しかし躁うつ病やうつ病はそうはいかないので、私は「風邪をひいたようなもの」ではないという認識をしています。

躁うつ病やうつ病は、脳内の神経伝達物質が関係しているとも言われており、残念ながら根性で治せるものではありません。

薬を飲まずに根性で治そうと思う理由のひとつとして「薬への抵抗感」があると思います。私自身、医療関係者（内科の医師）に「そんなキツイ薬は絶対飲まないほうがいい」「命を縮めることになる」と脅しまで実際に言われたほどなのですから、患者さんの中にも「向精神薬を飲むのがこわい」とイヤがる人はけっこういると思います。それに、薬の効果が現れるまでには二週間ほどかかったりするし、さまざまな薬の副作用に悩まされることも薬を

薬と付き合うために

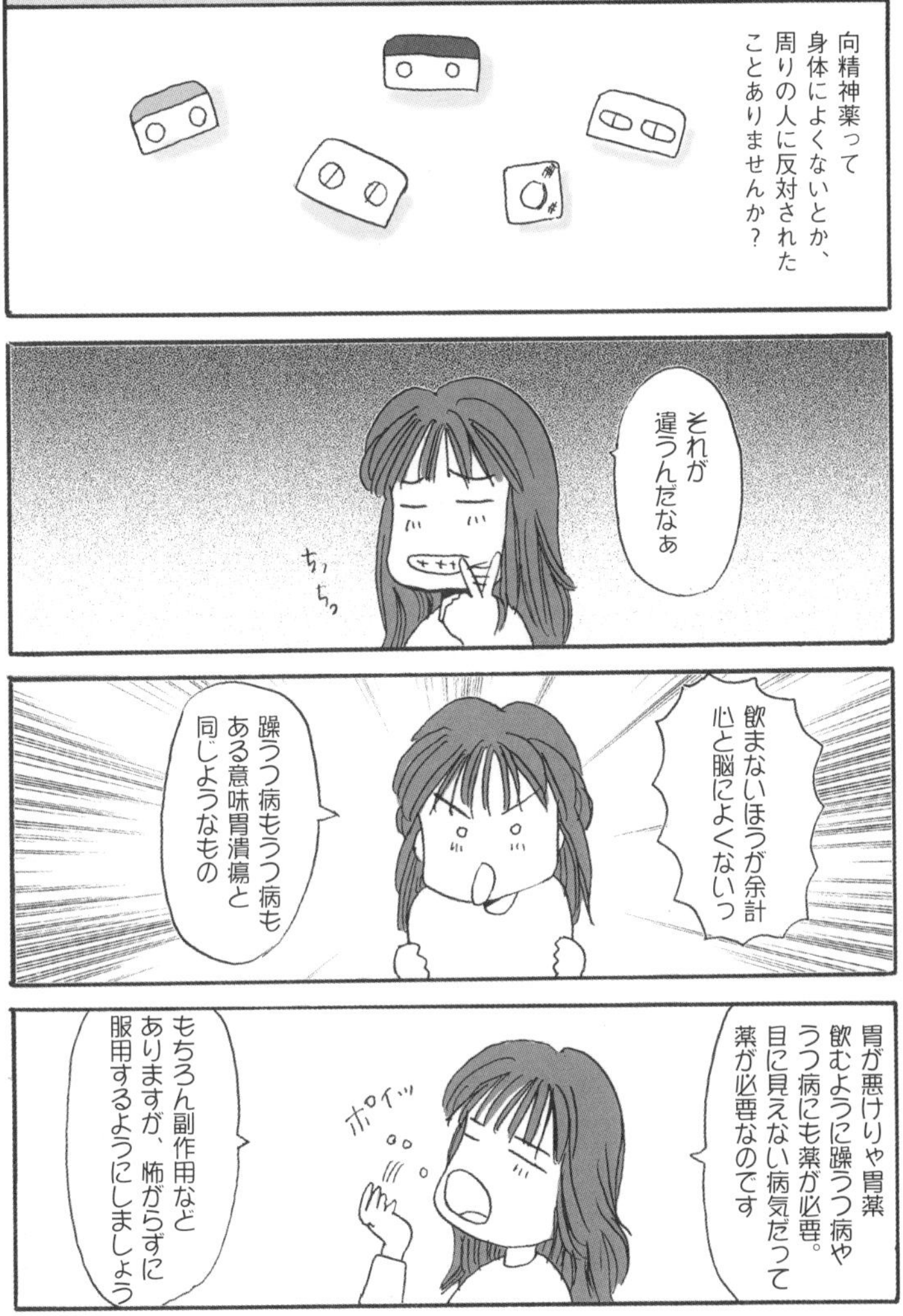
向精神薬って
身体によくないとか、
周りの人に反対された
ことありませんか？
それが
違うんだなぁ
ちっちっ
飲まないほうが余計
心と脳によくないっ
躁うつ病もうつ病も
ある意味胃潰瘍と
同じようなもの
胃が悪けりゃ胃薬
飲むように躁うつ病や
うつ病にも薬が必要。
目に見えない病気だって
薬が必要なのです
ポイッ
もちろん副作用など
ありますが、怖がらずに
服用するようにしましょう

のみたくない理由のひとつではないでしょうか。

事実、私自身薬の副作用に負け、薬への抵抗感もあったため途中でへコたれてしまい、躁状態になっている時に「根性で治す！」と言い出し、服薬を拒否しつづけたことがありましたが、案の定、病状は悪化をたどる一方で、あげくのはてに自殺企図まで行ってしまいました。

何日か寝たきりになった時に「こんなことになるのなら薬を飲むべきだった」と、ここではじめて後悔したのを今でも憶えています。

躁うつ病やうつ病は「死にたくなる病」でもあるわけですから、やはりプロの医師の診断に従い、処方された薬は医師を信じて、自殺防止のため、自分自身のため、つらくても頑張って飲んだほうがよいと思います。

懲りた現在では、処方された薬をきちんと飲むようになりました。私は抗うつ薬のトレドミン（ＳＮＲＩ：セロトニン・ノルアドレナリン再取り込み阻害薬）や炭酸リチウム（リーマス）を主に処方されていましたが、この効き目も良さげです。抗不安薬も増えたためか、他の病状もマシになってきつつあります（でも躁がおとなしくならないようで、よく躁転してしまいますが）。

躁うつ病やうつ病を治すには長期の時間と根気が必要ですが、症状が軽くなれば薬の量も減らしていけるので、それまで共に頑張りましょう。

薬はきちんと飲もう

躁とうつが混合してめちゃくちゃな生活を送っていたため、一週間ほど入院してゆっくりしてみようということになり、入院したのですが、そこは閉鎖病棟で、そのうえ入院中は主治医まで替わってしまうので、少し不安でした。この不安、約一カ月のちに的中（遅）。今まで処方されていた薬から別の薬に替わって、なぜか抗うつ薬がなかったので気にはなったのですが、「まぁ躁状態がひどいから抗うつ薬をなくしたんだ」と軽く考えていて、そのまま退院。そして一カ月が過ぎる頃、うつが再発。久々にヘビーなうつ状態で、死にたい病も久々に出てきたもんだからこれはヤバイと思い、這うように病院に駆け込みました。

外来ではいつもの主治医に診察してもらえるので、先生に訴えたところ、「抗躁薬（リーマス）はうつにも効くから」となだめられたのですが、なんだかんだ言ってトレドミン（抗うつ薬）を処方してもらい、再度飲みだして二週間ほどしたら薬の効き目も出てきてうつ状態も軽くなりました。トレドミンは、もう一年近く飲んでいる薬。突然服用をやめたら、えらい目にあうことがわかりました。このことで、いつ頃薬をやめるのかというタイミングって難しいものだということがわかりました。

薬はきちんと飲もう

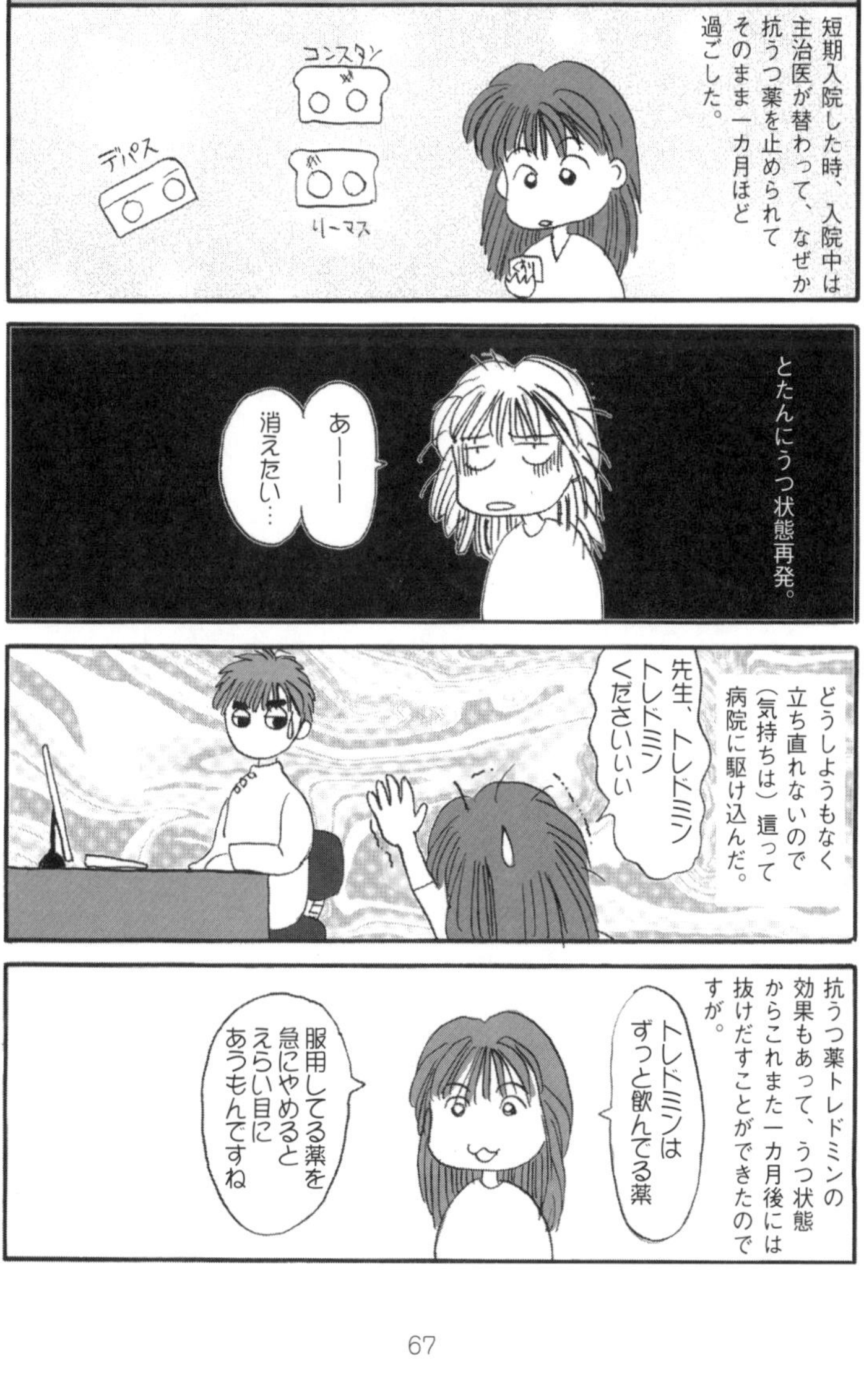
短期入院した時、入院中は
主治医が替わって、なぜか
抗うつ薬を止められて
そのまま一カ月ほど
過ごした。
コンスタン
デパス
リーマス
とたんにうつ状態再発。
あーーー
消えたい…
どうしようもなく
立ち直れないので
（気持ちは）這って
病院に駆け込んだ。
先生、トレドミン
トレドミン
くださいいいい
抗うつ薬トレドミンの
効果もあって、うつ状態
からこれまた一カ月後には
抜けだすことができたので
すが。
トレドミンは
ずっと飲んでる薬
服用してる薬を
急にやめると
えらい目に
あうもんですね

あたしの薬

初めて行った心療内科と精神科とでは、薬の種類もまったく違う処方をされまして、その時やはり精神科専門の病院は違うなぁと感心。また、今の主治医に診てもらうようになってから、薬などの相談にもきちんと乗ってくれるので気軽に相談できるようになりましたね。「あれがイヤ、これがイイ」と言えば「ハイハイ」という感じ。「ダメ」という言葉は一切出たことがなかったなぁ。まだ波はありましたが、少しずつ、うつ状態も治まってきたりして、あぁ精神科に行ってよかった！と実感していました。

うつが治まってきたのはよかったんですが、今度は躁が騒ぎだしたりしてなかなか安定せず、眠れない、すぐケンカする、金遣いが荒くなる、という具合だったので、一時はリーマス（抗躁薬）も一日九〇〇ミリグラムくらい処方されていた時もあったほどで、この頃はどんどん薬も増えて、私の場合、うつ状態より躁状態のほうが薬の量は多かったです。死にたい願望は残っていたので飲み忘れの薬が増えてきたのを機に、ＯＤ（大量服薬）して胃洗浄した経験があるというのに懲りなかったのか、しまいには薬をためだしたりと（イヤ、この程度では死ねないいんですがね）、薬に依存していく時期でもありました。荒れてましたね〜。

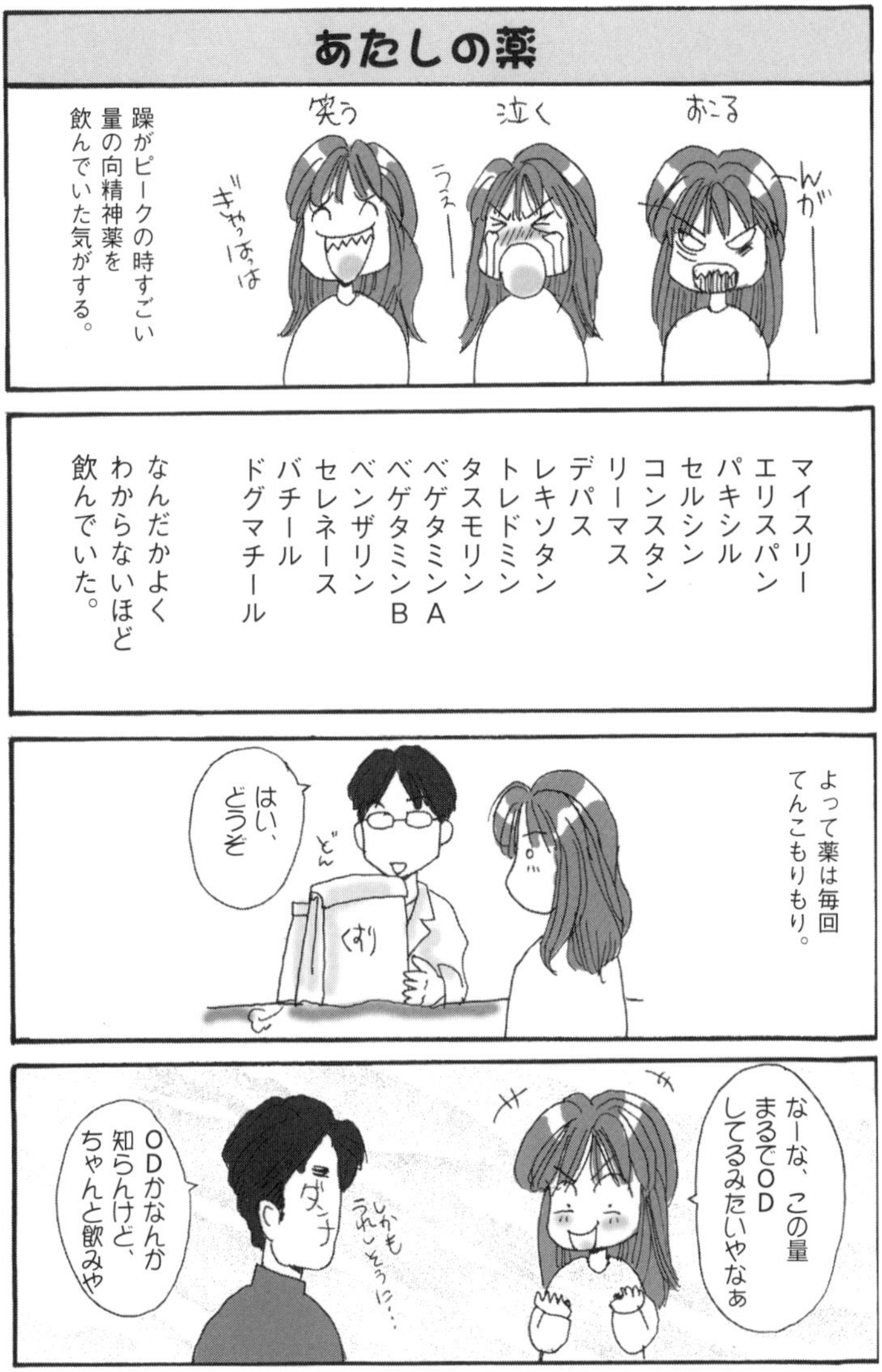
あたしの薬
笑う
泣く
おこる
躁がピークの時すごい量の向精神薬を飲んでいた気がする。
ぎゃっはっは
うえ〜ー
んがー
マイスリー
エリスパン
パキシル
セルシン
コンスタン
リーマス
デパス
レキソタン
トレドミン
タスモリン
ベゲタミンA
ベゲタミンB
ベンザリン
セレネース
バチール
ドグマチール
なんだかよくわからないほど飲んでいた。
よって薬は毎回てんこもりもり。
はい、どうぞ
どん
くすり
なーな、この量まるでODしてるみたいやなぁ
ODかなんか知らんけど、ちゃんと飲みや
ダンナ
しかもうれしそうに…

不安を感じたら言っちゃえ

一緒に仕事をしているライターさんから、「精神科って、病状がわからないことも多いから、適当に薬をホイホイ出す医者がいて、そのおかげで病状が悪化する患者もいるんですって」などという話を聞いた。そうかなぁ？と思ったけど、案外ありがちかも、と、みょーに納得。

ある程度、薬の知識を持った患者は、薬に関して疑問や不安を抱けば、きっと医師に相談したり「ＹＥＳ」「ＮＯ」を訴えることもできると思うんですが、自分の病気に無関心な人、薬に対して無関心な人が、そのような無責任な医師にかかったら……。どうなることやら先が怖いです。

「こんなこと言っちゃダメかも」などと医師の顔色をついついうかがってしまう人もダメダメダメ。処方された薬を不安なまま黙って飲み続けていても、病状が良くなるわけがありません。気になることがあればドンドン医師に訴えるべきだと思います。

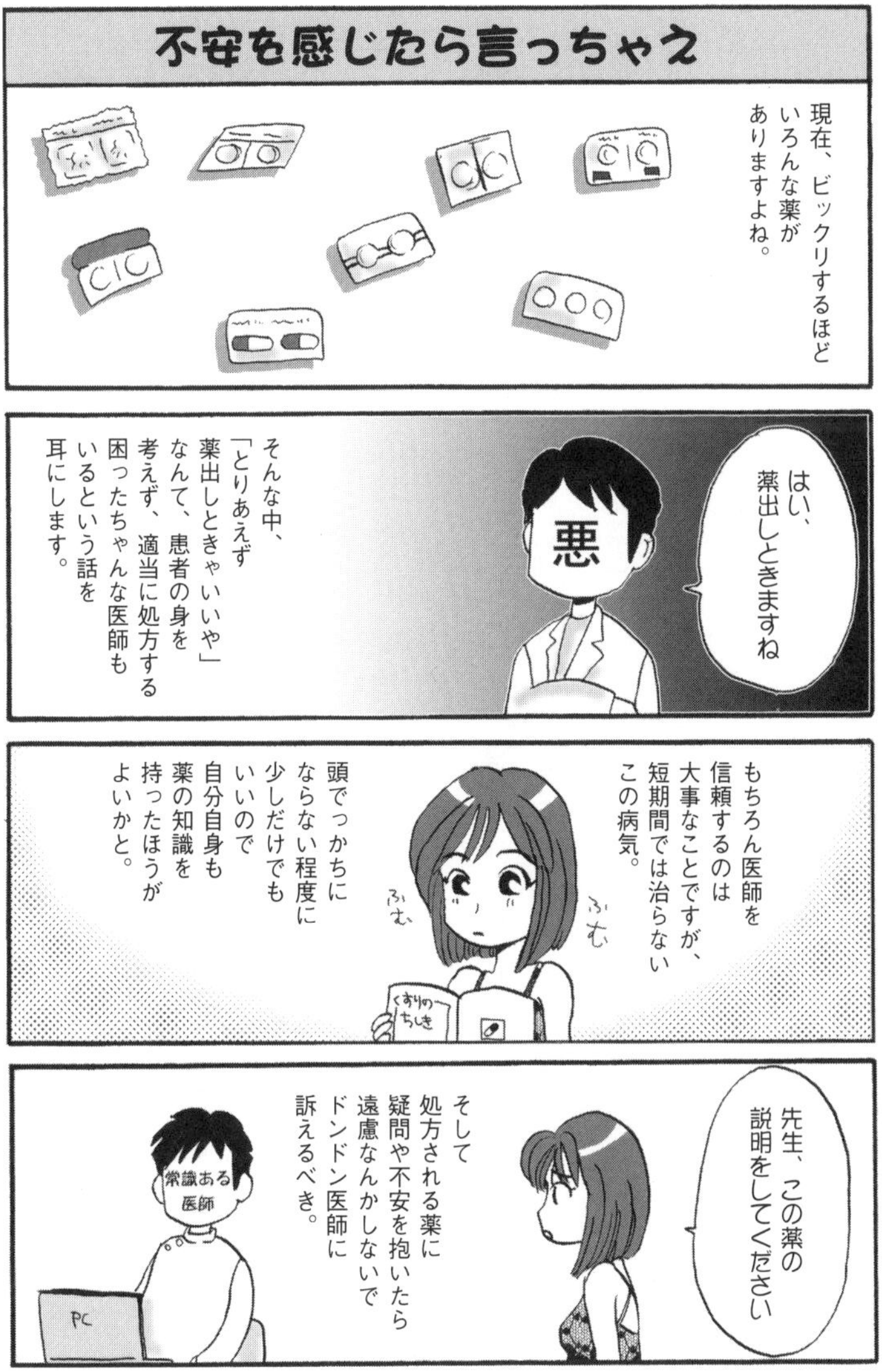
不安を感じたら言っちゃえ
現在、ビックリするほどいろんな薬がありますよね。
はい、薬出しときますね
悪
そんな中、「とりあえず薬出しときゃいいや」なんて、患者の身を考えず、適当に処方する困ったちゃんな医師もいるという話を耳にします。
もちろん医師を信頼するのは大事なことですが、短期間では治らないこの病気。
頭でっかちにならない程度に少しだけでもいいので自分自身も薬の知識を持ったほうがよいかと。
ふむ
ふむ
くすりのちしき
先生、この薬の説明をしてください
そして処方される薬に疑問や不安を抱いたら遠慮なんかしないでドンドン医師に訴えるべき。
常識ある医師
PC

妊娠と薬

「向精神薬を現在服用しているんだけど、子どもが欲しい場合はどうしたらいいのか？」など、悩んでいる女性って多いと思います。私は躁うつ病を発症したのが子どもを産んだ後だったので全然気にもなりませんでしたが、よく考えれば、女性にとってこれはとても重大なことですよね。

薬にもよりますが、やはり抗躁薬や抗うつ薬などは、胎児に全然影響がないとは限りません。また妊娠すると、ホルモンのバランスが崩れがちになりますし、躁うつ状態がひどくなったりすることだってありえます。ですから躁状態やうつ状態が安定しない場合は、極力避けたほうがよいという場合もありますので、自己判断などせず、赤ちゃんが欲しいと望んでいる方は、「今妊娠してもよい時期か」など、きちんと精神科と産婦人科の医師に相談しながら進めていったほうがよいかと思います。

さて、男性側ですが、抗うつ薬の副作用でインポテンツになったりする場合がありますので、赤ちゃんが欲しい男性も、お医者さんに相談したほうがよいと思います。

妊娠と薬

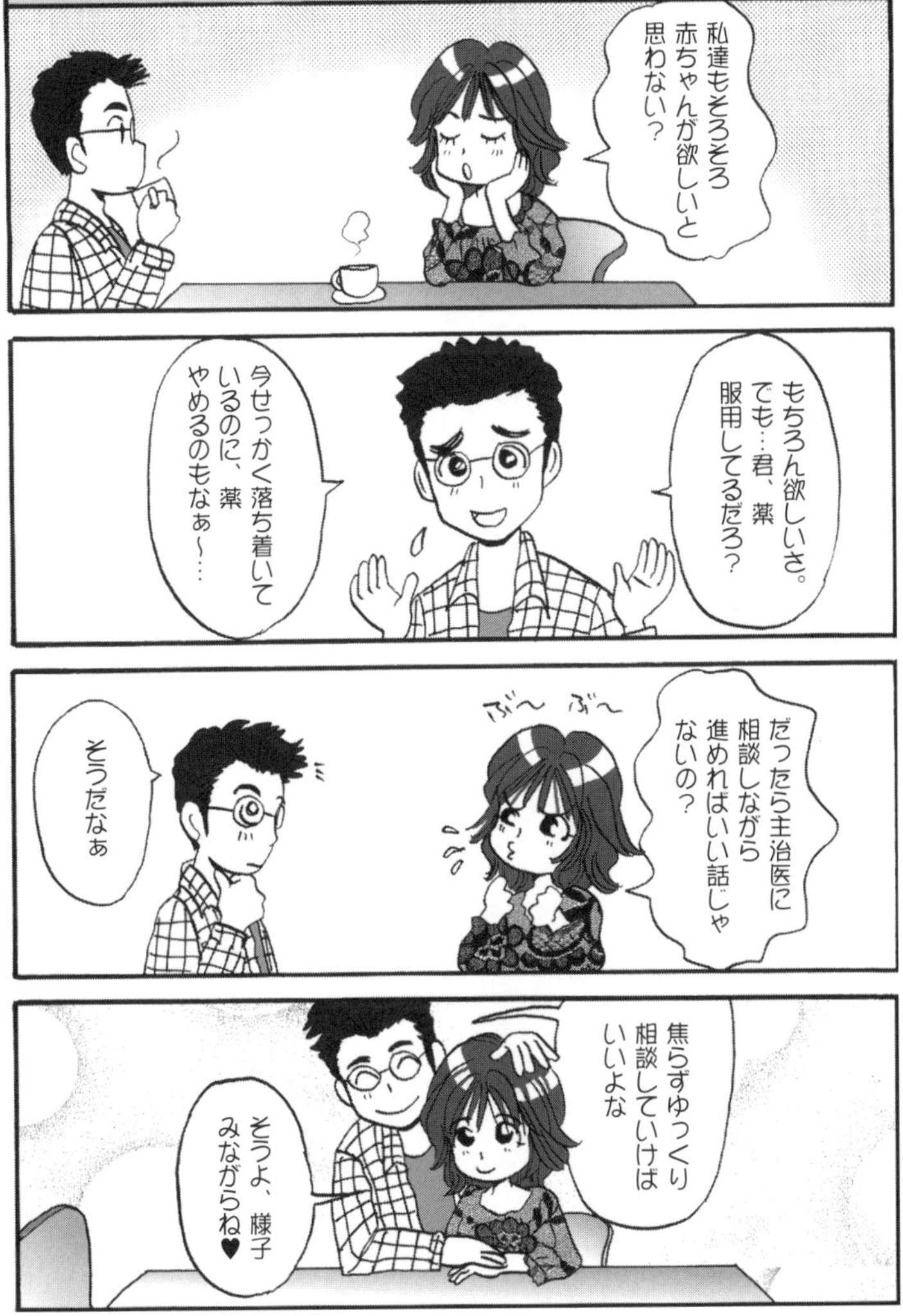
私達もそろそろ赤ちゃんが欲しいと思わない？
もちろん欲しいさ。でも…君、薬服用してるだろ？
今せっかく落ち着いているのに、薬やめるのもなぁ～…
ぶ～ ぶ～
だったら主治医に相談しながら進めればいい話じゃないの？
そうだなぁ
焦らずゆっくり相談していけばいいよな
そうよ、様子みながらね♥

副作用――吐き気

やたら「抗うつ薬トレドミンは良さげだ！」と言いまくっている気もしますが、実はこの薬の副作用が一番つらかったような気がします。トレドミンは新世代の抗うつ薬で、副作用があまりないって聞いていたのに、もう吐き気のすごいこと。薬が効いてくるまでにどれだけ苦しんだものか。二週間ほど寝込み続けました。それにのどの渇きもひどかった。ほかの薬を飲んでいたことも原因かと思いますが、とにかくお茶ばかり飲んでいましたね。ひどい時は、ろれつが回らなくなったりもしました。

でもこの苦労を乗り越えれば、キター！という感じで、だんだんヘッチャラになり、うつ状態はかなり軽くなりました。それ以来、「抗うつ薬を飲むならトレドミン！」と言い切るほど、私には効きましたね。

でもこれは私が副作用に耐えられた結果、大吉だっただけの話なので、人それぞれ、合う合わないがありますから、副作用がひどくて吐き気などが続いて耐えられない時は、私のように我慢せず、きちんと主治医に相談して、自分に合う薬に変更してもらうべきだと思います。

副作用——吐き気

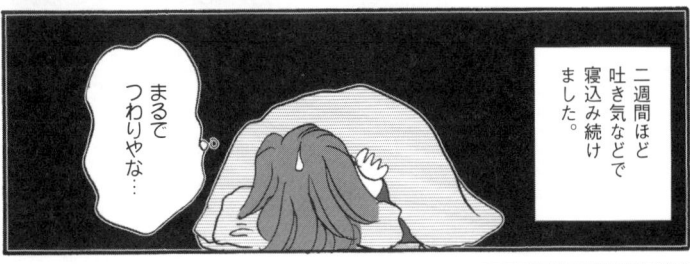

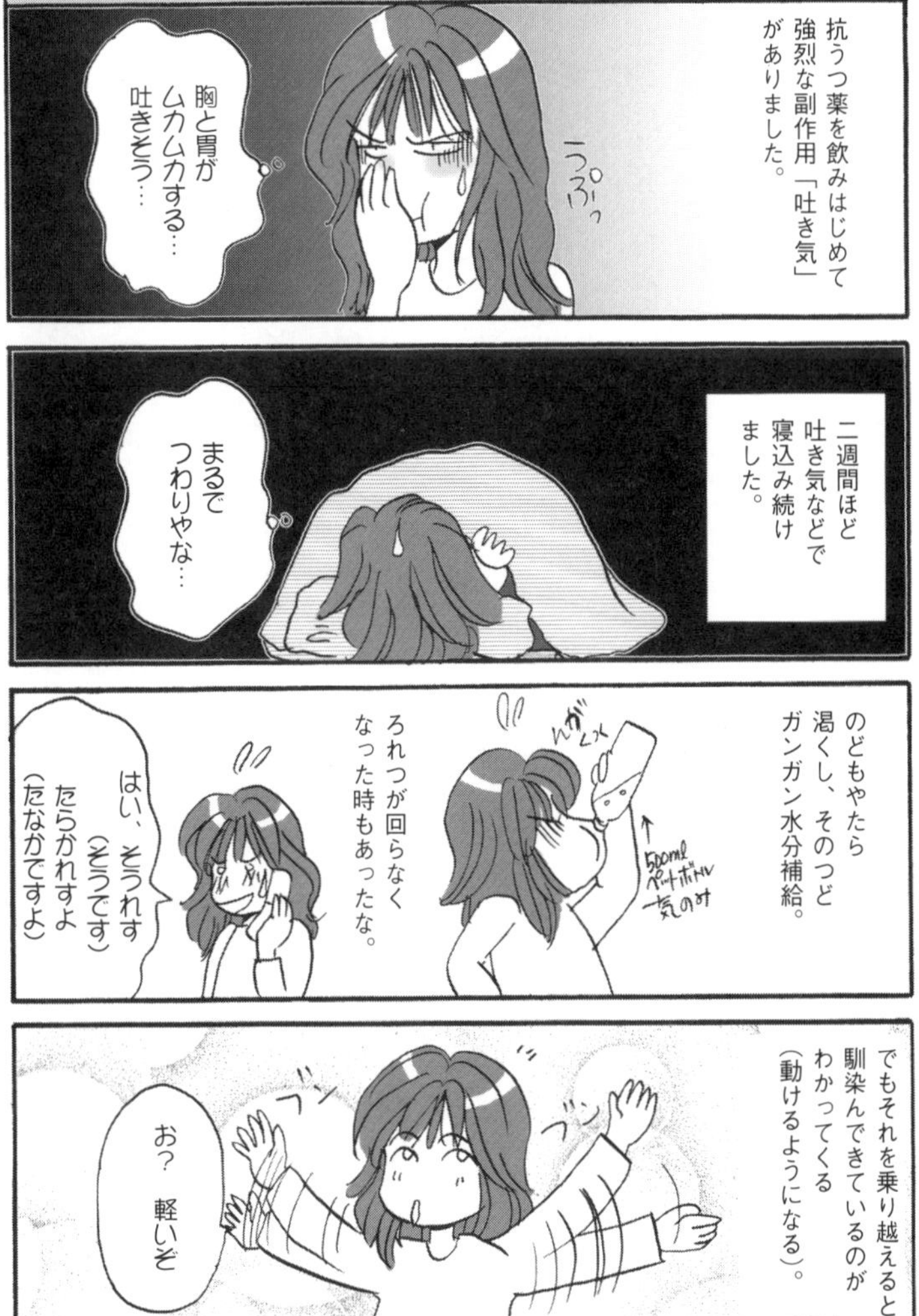
抗うつ薬を飲みはじめて強烈な副作用「吐き気」がありました。
胸と胃がムカムカする…吐きそう…
二週間ほど吐き気などで寝込み続けました。
まるでつわりやな…
のどもやたら渇くし、そのつどガンガン水分補給。
500ml ペットボトル 一気のみ
ろれつが回らなくなった時もあったな。
はい、そうれす（そうです）たらがれすよ（たなかですよ）
でもそれを乗り越えると馴染んできているのがわかってくる（動けるようになる）。
お？　軽いぞ

副作用──眠気

副作用で眠気があり、私の場合、しょっちゅうではないのですが、体調が悪い時などに眠気が襲ってきます。こんな時に原稿を描いていたら、もうろうとしてきて、とにかく頭が回らない。よく原稿用紙とゴッツンコしています。気がついたら三十分ほど経っていたとか（そして原稿入稿が遅れるなど）……。

逆に躁状態の時は、眠気なんてないからもう寝なくても平気だし、「眠気」という副作用が出てきません。バンバン仕事が進み、異常なほど集中できます。そのため抑うつ状態の時に仕事をしていると、ペンが進まないからできれば軽躁転してくれんもんか……と望んでいたりします（ダメじゃん）。

よく「薬と仲良く付き合っていく」と言われますが、体調によっては副作用が出たりするので、実際には「仲良く付き合う」というのも結構たいへんなことだと思います（笑）。

副作用――眠気

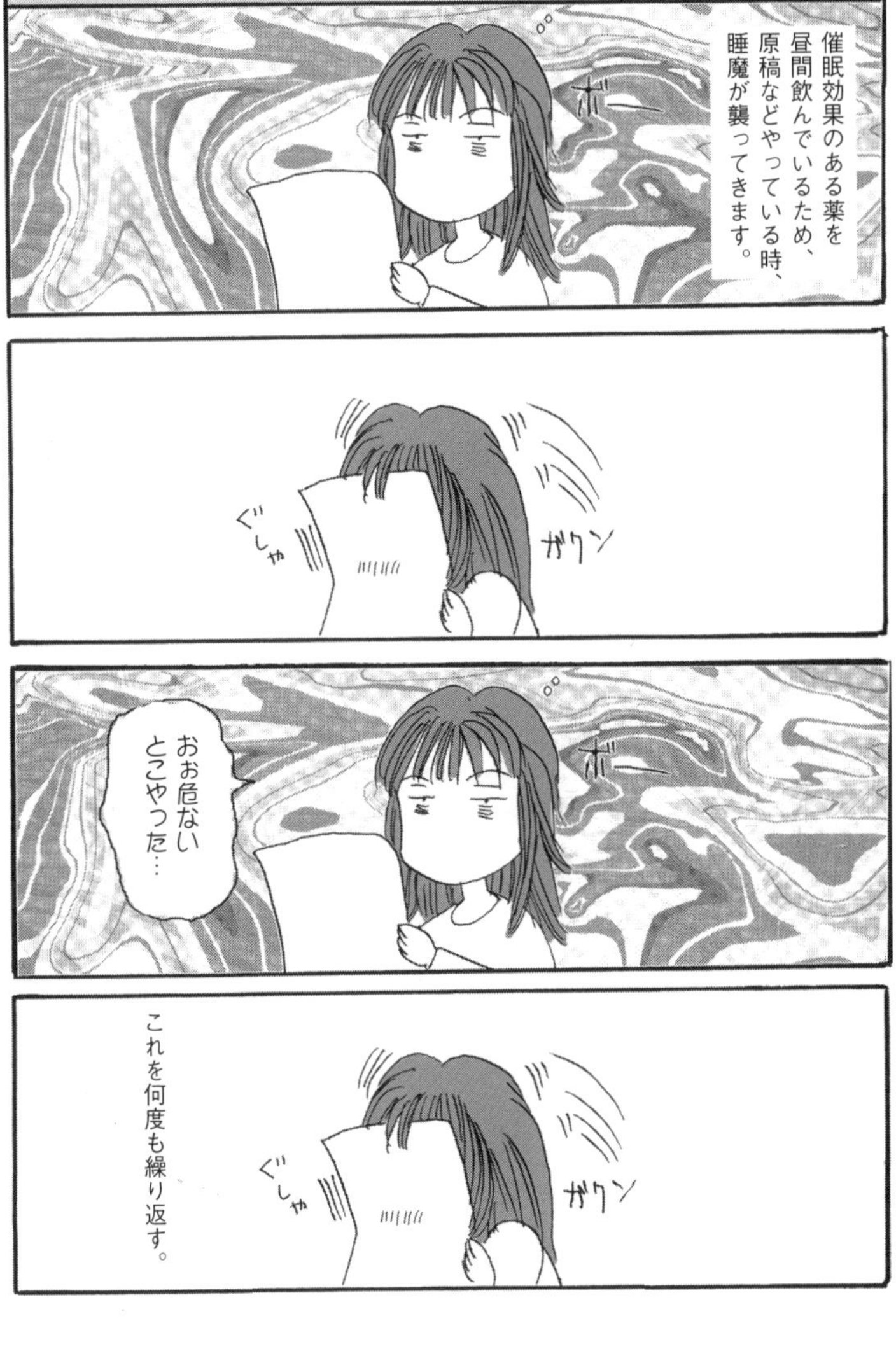
催眠効果のある薬を
昼間飲んでいるため、
原稿などやっている時、
睡魔が襲ってきます。
ボー
ガクン
ぐしゃ
ボー
おぉ危ない
とこやった…
これを何度も繰り返す。
ガクン
ぐしゃ

副作用——物忘れ

眠気と同時に、ひどくなったのが「物忘れ」です。向精神薬を飲みだしてからというもの、物忘れがかなりひどくなりました。

例えば、財布など「忘れないうちにここに置こう」と思っていても、「忘れないうちにここに置こう」そのものを忘れてしまい、あとから大騒ぎになって家族全員で探すはめになるなど、しょっちゅうです。ケータイが見つからない場合は自宅から自分のケータイに電話し、音を鳴らして探すなど、しょっちゅうボケています。

また、普段からそうなのに、お酒を飲みながら睡眠薬なんか飲んだ日には、物忘れがグレードアップしてしまいます。しかもいつ寝たのかなどあまり憶えていないし、記憶がかなりとびます。躁状態の時なんて、お酒を飲むたび目がギンギンしてよけい眠れなくなり、よく睡眠薬を乱用していました（あかんやん）。

今は躁状態ではないので、お酒を飲んでも睡眠薬の乱用などしなくなりましたが、普段でもボーッとしているのに、そのうえ記憶ぶっとぶような飲み方するなんて……。あまりこういう事はしないほうがいいですね。

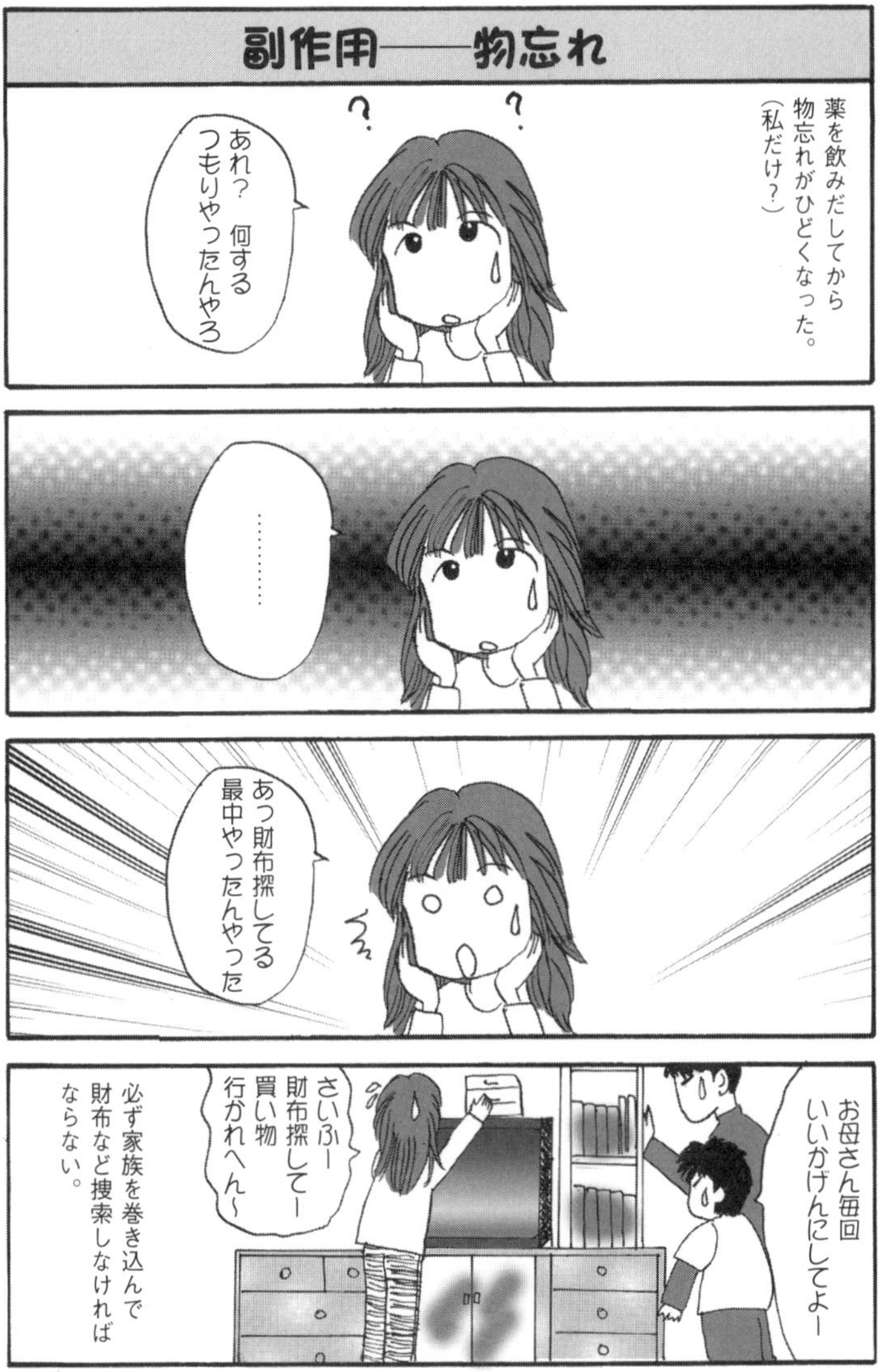
副作用――物忘れ
薬を飲みだしてから物忘れがひどくなった。（私だけ？）
あれ？　何するつもりやったんやろ
？
？
……………
あっ財布探してる最中やったんやった
さいふー財布探してー買い物行かれへんー
お母さん毎回いいかげんにしてよー
必ず家族を巻き込んで財布など捜索しなければならない。

なーんかいろんな向精神薬を服用していたためか、いろんな副作用に悩まされたものですが、その中のひとつに「手の震え」もありました。

副作用――手の震え

主治医によれば、リーマスの影響で手の震えが出ていたそうで、震えをなくすため、タスモリンを処方されておりました。

あんまりガタガタ小刻みに震えるので、「お母さん、アル中だわ！」などと自分でも笑っていたんですが（ちゃうっちゅーねん）、ごはんの支度で食器などを出す時もガチャガチャ、タバコを吸う時もブルブル、コップで飲む時は歯があたってガチガチ。子ども達に笑われる始末でございました（笑うなっちゅーねん）。イラストやマンガを描く時も一苦労で、意味もなく手をマッサージしながら描いていましたね。

あまりに震えが止まらない時は、内心怖くなったこともありましたが、ちゃんと薬を飲んでいるから大丈夫だ！と言いきかせ、乗りきった思い出が。

現在は薬の量も減ったので、震えがくることもなく震えの恐怖におびえることもなく暮らしております。

副作用——手の震え

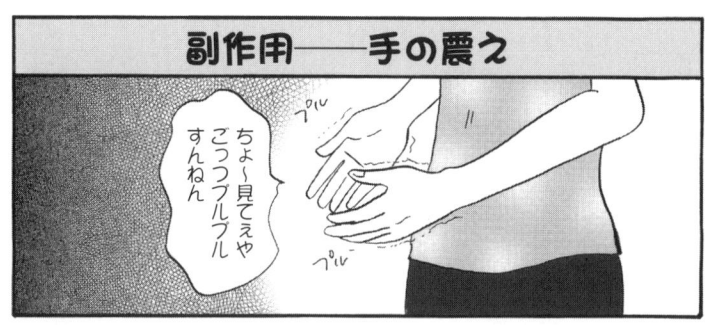

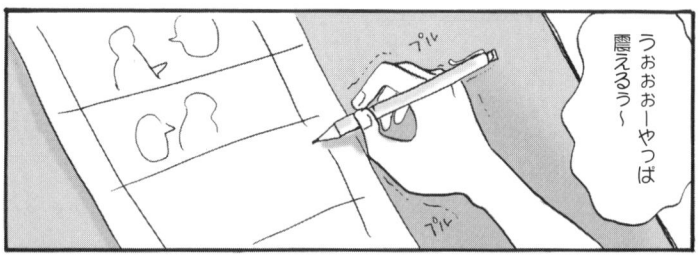

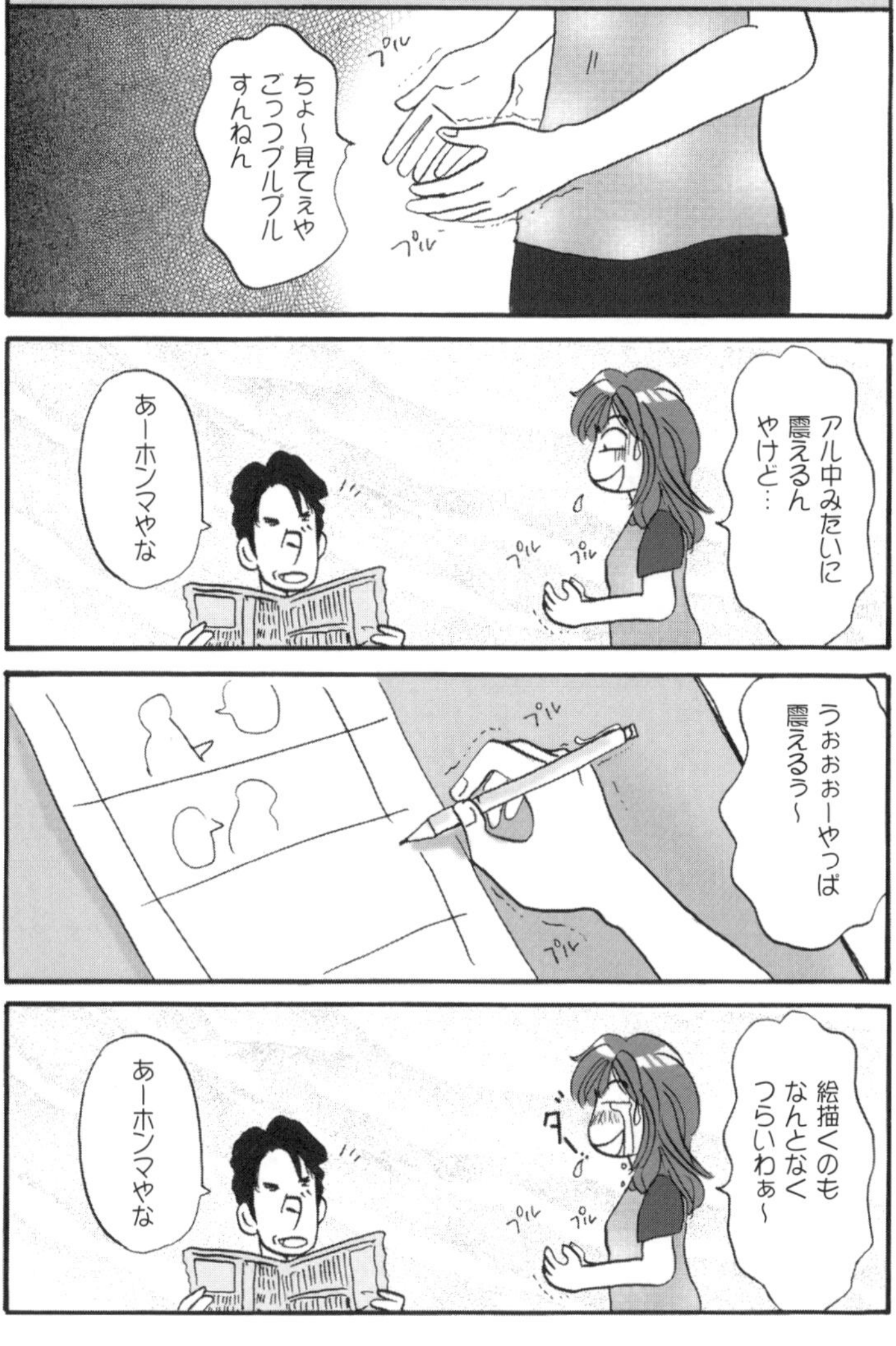
ちょ～見てぇや
ごっつプルプル
すんねん
プル
プル
アル中みたいに
震えるん
やけど…
あーホンマやな
プル
プル
うぉぉぉーやっぱ
震えるう～
プル
プル
絵描くのも
なんとなく
つらいわぁ～
あーホンマやな
プル
プル

副作用？　見事に太った

躁とうつを繰り返していた時は、他の病状（摂食障害とか）も並行して悪化していたので、とにかく体重は減る一方。どんどん減っていくので、怖い反面、どこまで自分が崩れていくか面白かった気持ちもありました（すさんでますね。笑）。

でも気分をコントロールできるようになってきてからは摂食障害もマシになって食欲も戻ってきて、またそれまで食べられなかったぶん、何を食べても美味《おい》しく感じられるんですよね。おかげでドンドン体重増。その後、少し不安定になったりして過食していた時期もあったので、ますます体重増。なんだかんだで、結局十二キロほど太ってしまいました（笑）。薬の副作用もあったと思っています。

躁がひどかった時、買いまくったお気に入りの服などが現在ほとんど着られないのはとても悲しいのですが、持病が良くなったことはそれ以上に嬉しいので、まぁ仕方ないかなぁーと思ってはいるんですが、やはり歳を取っても太ってもオシャレはしたいので、なんとか元の体重に戻りたいと願っております。一応ダイエットもやっているんですが、今、何を食べても美味しいのでなかなか体重が減りませんね。

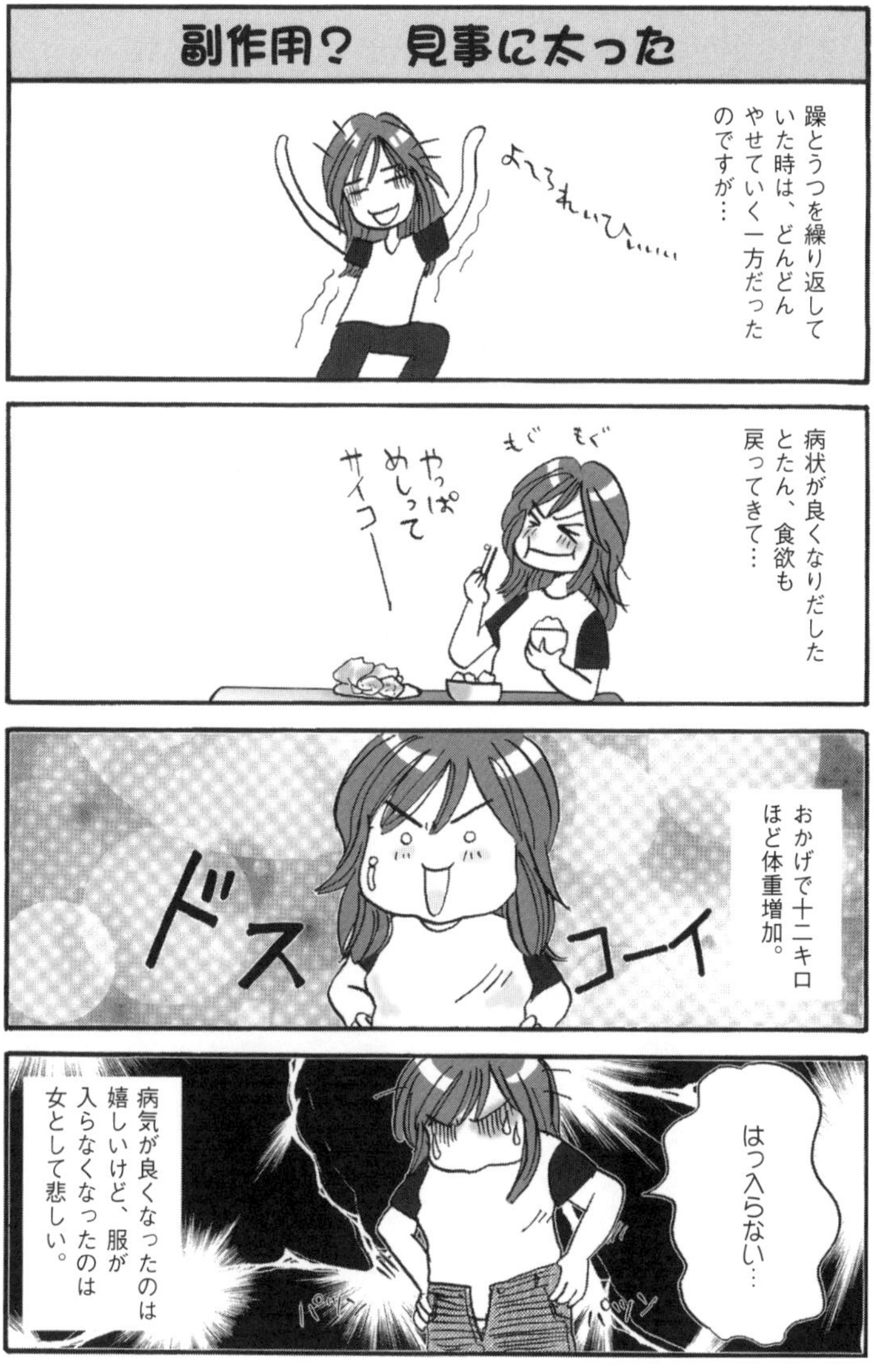
副作用？　見事に太った
躁とうつを繰り返していた時は、どんどんやせていく一方だったのですが…
病状が良くなりだしたとたん、食欲も戻ってきて…
もぐ　もぐ
やっぱめしってサイコー
おかげで十二キロほど体重増加。
ドスコーイ
はっ入らない…
病気が良くなったのは嬉しいけど、服が入らなくなったのは女として悲しい。

睡眠薬の効果

睡眠薬もよくコロコロと替わりましたね。もう何を飲んでいたのかあまり憶えておりません。

けれど、ベゲタミンAとセレネースだけはよく憶えていて、ベゲタミンAについては「あぁこれがあの睡眠薬の王者なのね」とヘンにベゲタミンAの威力に感心しておりました。でも常に服用していたら、効くものもマヒして効かないようになってきた気がしました。今よく考えれば五時間も寝れば上等なのに、これを飲んでいても眠れないと思い込んでいた時期もあったりして（笑）。眠れないのでよくお酒と共に乱用していたため（してはいけません）当時はかなり記憶がぶっとんでいました。

だから寝ている時に幼い娘からどんなに暴力を受けても、まったく憶えていないんですよね～。すごいね～。後から暴力を受けた箇所が痛み出してきてムカッときたものです。

そのうえ朝むりやり起こされるので、頭もフラフラ、のども渇くし、本当につらい時期でした。

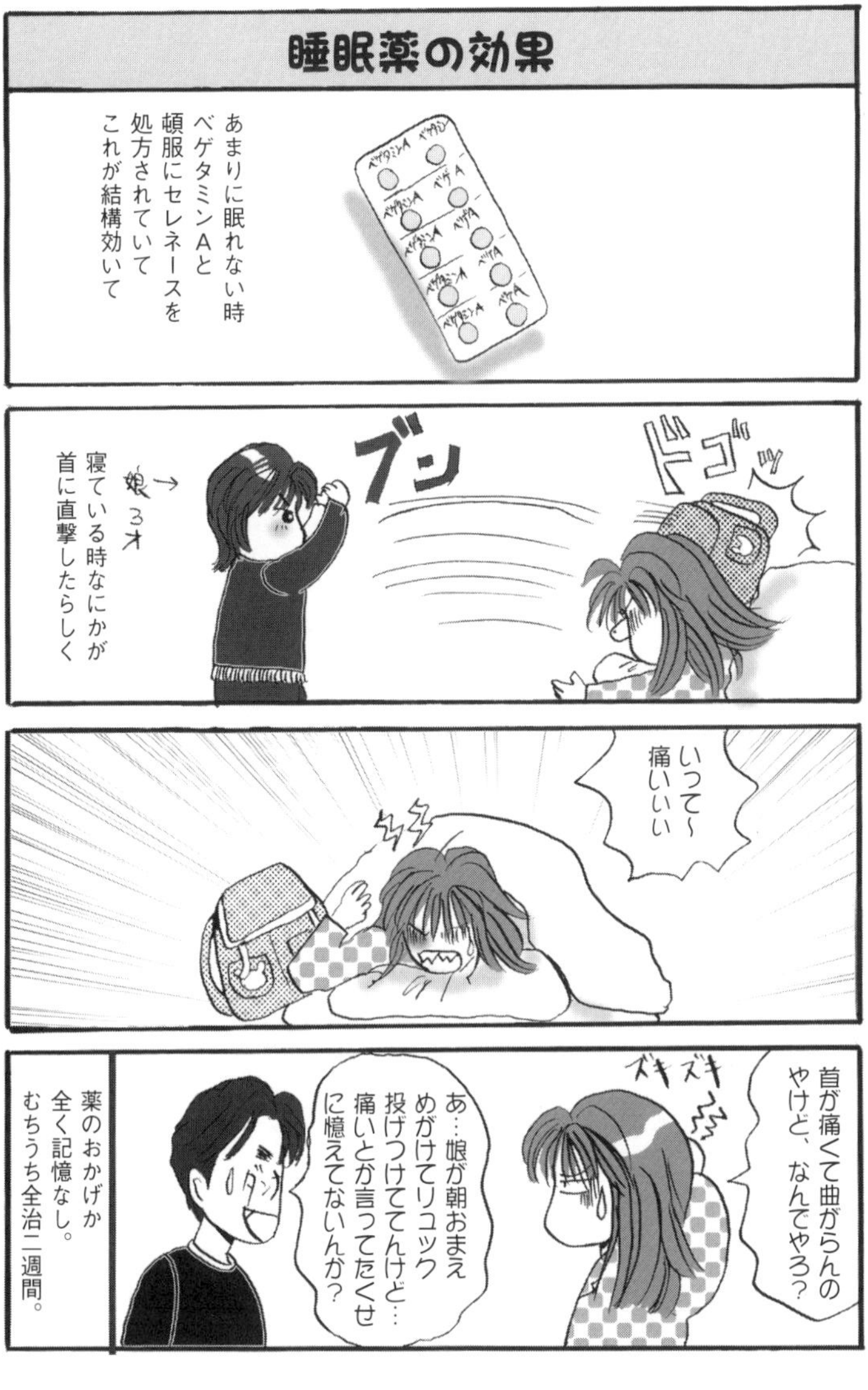
睡眠薬の効果
あまりに眠れない時
ベゲタミンAと
頓服にセレネースを
処方されていて
これが結構効いて
ドゴッ
ブン
娘→
3才
寝ている時なにかが
首に直撃したらしく
いって〜
痛いいいい
首が痛くて曲がらんの
やけど、なんでやろ？
ズキズキ
あ…娘が朝おまえ
めがけてリュック
投げつけてんけど…
痛いとか言ってたくせ
に憶えてないんか？
薬のおかげか
全く記憶なし。
むちうち全治二週間。

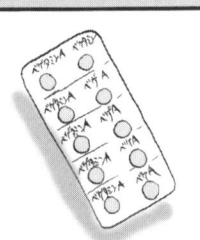

主な向精神薬

『こころの治療薬ハンドブック　２００３年』（青葉安里ほか編　星和書店）より引用

●抗不安薬

「アタラックス／アタラックスＰ」「グランダキシン」「コレミナール」「コンスタン／ソナラックス」「コントール／バランス」「セディール」「セパゾン」「セルシン／セレナミン／セレンジン／ソナコン／ホリゾン」「セレナール」「デパス」「メイラックス」「メレックス」「リーゼ」「レキソタン」「レスタス」「レスミット」「ワイパックス」

●抗うつ薬

「アナフラニール」「アモキサン」「イミドール」「スルモンチール」「テシプール」「デジレル／レスリン」「テトラミド」「デプロメール／ルボックス」「トリプタノール」「トレドミン」「ノリトレン」「パキシル」「プロチアデン」「リタリン」「ルジオミール」

●睡眠薬

「アモバン」「インスミン／ダルメート／ベノジール」「エバミール／ロラメット」「グッドミン／レンドルミン」「サイレース／ロヒプノール」「デパス」「ドラール」「ネルボン／ベンザリン」「ハルシオン」「マイスリー」「ユーロジン」「リスミー」

●抗精神病薬

「アナテンゾールデポー」「アパミン／ニューレプチル」「アビリット／ドグマチール／ミラドール」「インプロメン」「ウィンタミン／コントミン」「エミレース」「オーラップ」「クレミン」「クロフェクトン」「ケセラン／セレネース／ハロステン／リントン」「ジプレキサ」「セロクエル」「ソフミン／ヒルナミン／レボトミン」「デフェクトン」「トリオミン／トリラホン／ピーゼットシー」「トリフロペラジン〈ヨシトミ〉」「トロペロン」「ネオペリドール／ハロマンス」「バルネチール」「フルデカシン」「フルメジン」「ベゲタミンA／ベゲタミンB」「ホーリット」「メレリル」「リスパダール」「ルーラン」「ロシゾピロン／ロドピン」

●気分安定薬

「リーマス／炭酸リチウム錠〈ヨシトミ〉」「テグレトール／テレスミン」「セレニカR／デパケン／デパケンR／ハイセレニン／バレリン」

●抗躁薬

「セレニカR／デパケン／デパケンR／ハイセレニン／バレリン」「リーマス／炭酸リチウム錠〈ヨシトミ〉」

病院で渡された処方せんを持って薬局へ行くと、「お薬手帳」を渡されることと思います。この「お薬手帳」は薬について記録を残せるものなので、薬の重複投与や複数の薬の飲み合わせによる副作用を防ぐことができますし、時にはいろいろな証明にもなります。私はこれが「通院医療費公費負担」などの登録で大変役に立ちました。ですので、「お薬手帳」を活用することをおすすめします♪

第5章
病気への周りの理解

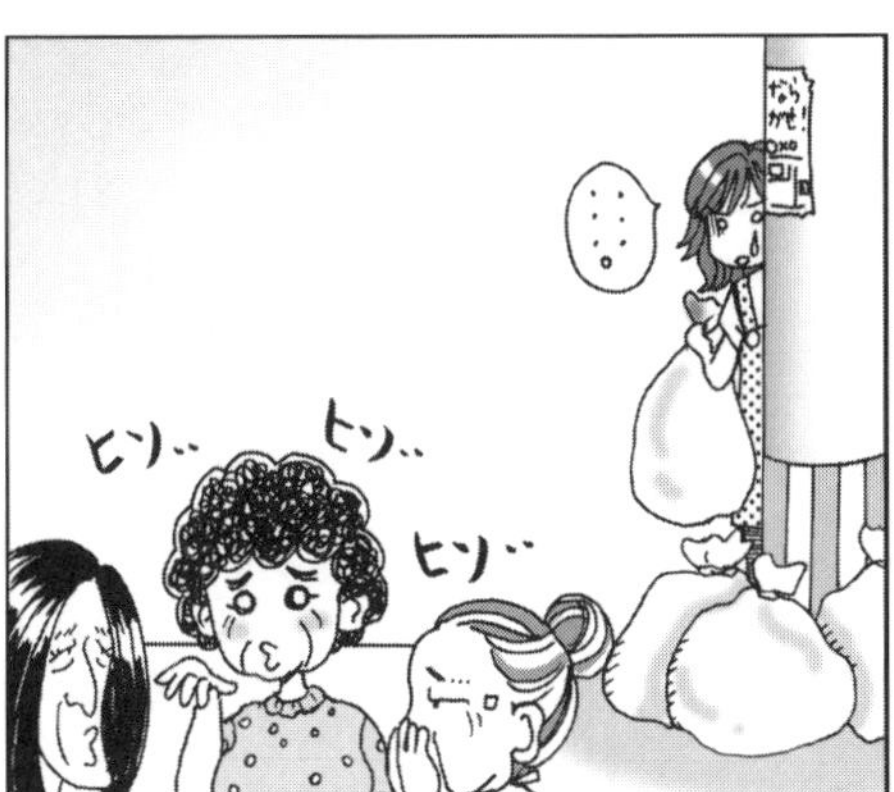

ダンナとのバトル

ある日、ダンナと私と友人とでお酒を飲んでいた時のこと。ダンナと大ゲンカになり、ダンナは酒の勢いで私を殴りつけ、「お前なんか死んでしまえ」と言いつつ、酔っぱらっていたためか泣いていました（笑）。

おそらく、最初に「うつ病」と診断されてまだ日が浅かったので、ダンナもかなりショックだったうえに、どう接していいのかわからなかったらしい。ダンナなりに私の病気を理解しようと必死だったようです。

しかし後で、その時殴られた右頰が腫れあがり私は大うつ状態になってしまい、一週間ほど寝込んだままでした。その間、ダンナはひたすら平謝り。でもこのケンカがきっかけでダンナは生まれ変わったように、家事の手伝いをしてくれるようになりました。

ちなみにその時、一緒に飲んでいた友人は「もう一緒に飲みたくない」と言っていました（笑）。そりゃ暴れられたら困りますよね。

ダンナとのバトル

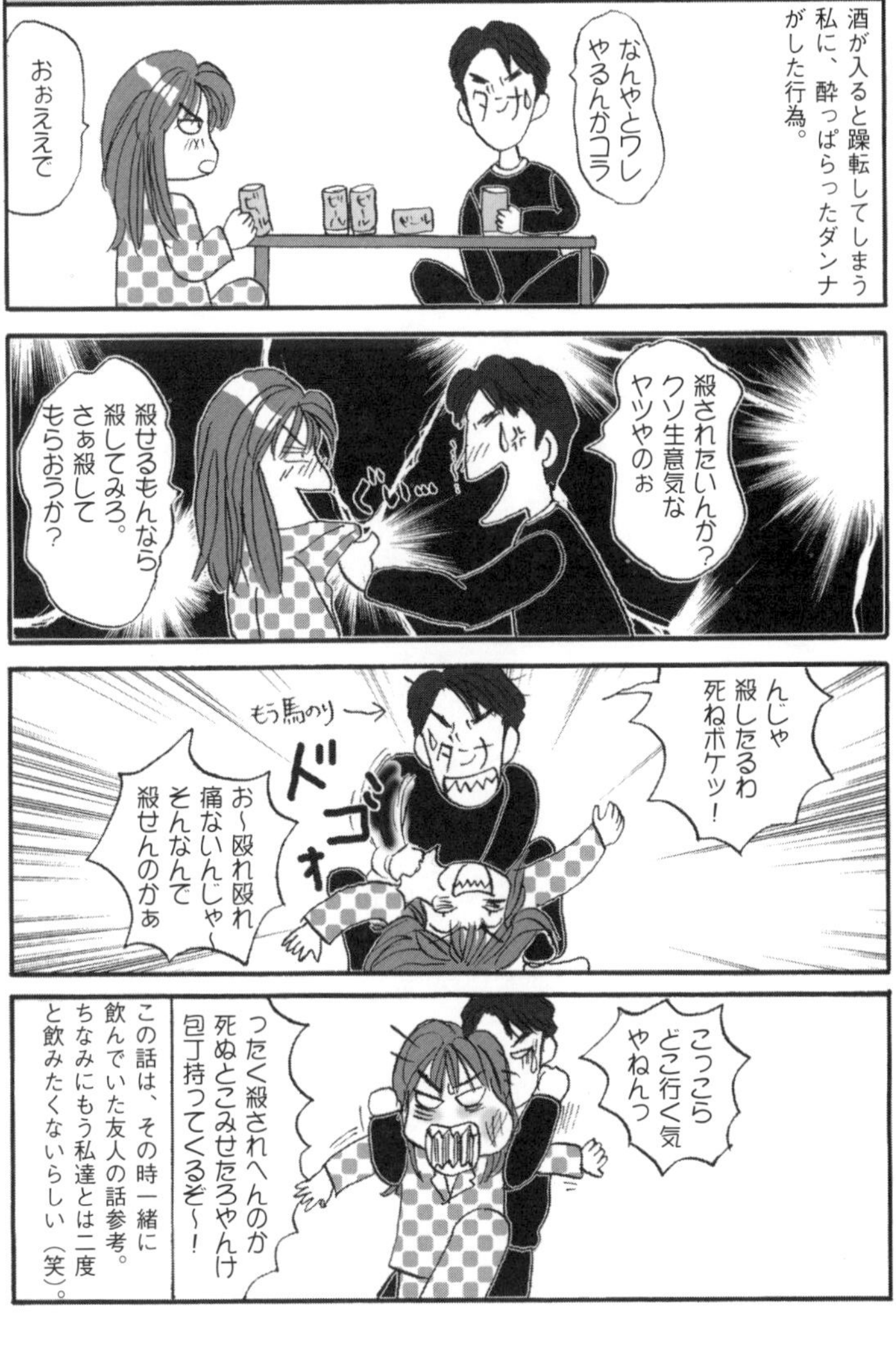
酒が入ると躁転してしまう私に、酔っぱらったダンナがした行為。
なんやとワレやるんかコラ
ダンナ
おぉえぇで
ビール
殺されたいんか？クソ生意気なヤツやのぉ
ぐい…
殺せるもんなら殺してみろ。さぁ殺してもらおうか？
んじゃ殺したるわ死ねボケッ！
もう馬のり→
ダンナ
ドゴォ
お～殴れ殴れ痛ないんじゃ～そんなんで殺せんのかぁ
こっこらどこ行く気やねんっ
つたく殺されへんのか死ぬとこみせたろやんけ包丁持ってくるぞ～！
この話は、その時一緒に飲んでいた友人の話参考。ちなみにもう私達とは二度と飲みたくないらしい（笑）。

母とのバトル

当時、私が躁うつ病であることに、自分を含め身内もまだまったく気づいていなかったため、毎週出歩いている私に対して実母の堪忍袋の緒が切れたらしく、何度か衝突していました。

自分の実家がむちゃくちゃ近いため、私がどこへ行くのかすぐバレてしまい、「もう、ほっといてよ～」と大暴れしながら家を飛び出したりしていました。

病気が発覚してからは、やたら協力的になってくれて、家事ができない時など、私に負担をかけないよう代わりにやってくれたりして、今はとても感謝しています。理解してもらうのに、だいぶ時間がかかりましたが（笑）。

それから、薬のおかげであまり出歩かなくなったので、母親としては一安心のようで、「薬、ちゃんと飲んでる？」と気にかけてくれたりしています。でも顔色をうかがうようにもなってしまいましたね……。

母とのバトル

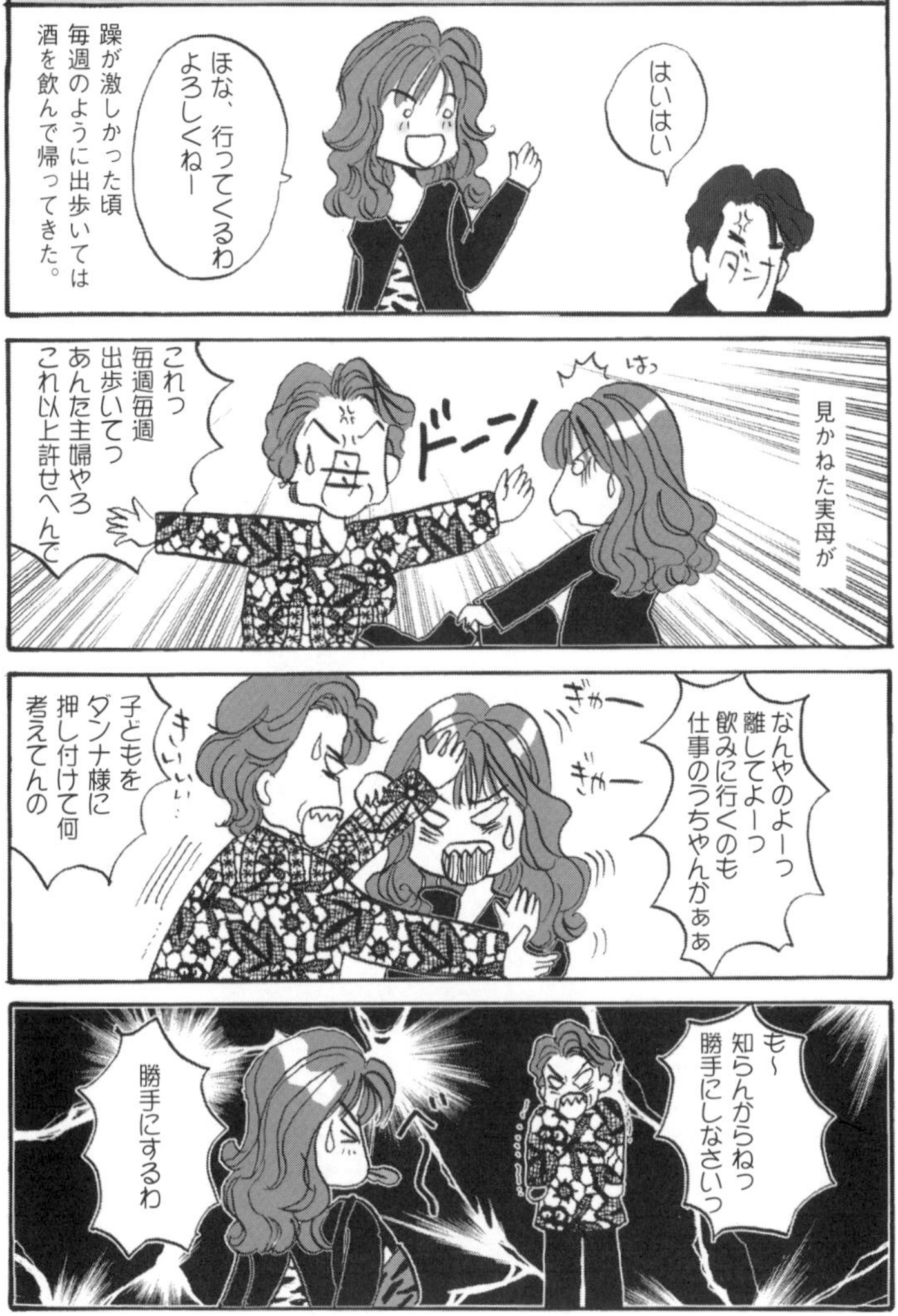
はいはい
ダンナ
ほな、行ってくるわ
よろしくねー
躁が激しかった頃
毎週のように出歩いては
酒を飲んで帰ってきた。
見かねた実母が
はっ
ドーン
母
これっ
毎週毎週
出歩いてっ
あんた主婦やろ
これ以上許せへんで
なんやのよーっ
離してよーっ
飲みに行くのも
仕事のうちやんかぁぁ
ぎゃー
ぎゃー
きぃぃぃ
子どもを
ダンナ様に
押し付けて何
考えてんの
も～
知らんがらねっ
勝手にしなさいっ
勝手にするわ

身内の無理解度〈その1〉

ダンナなりに私の病気をなんとかしなければと一生懸命考えて、私への思いやりでそういう行為に走ったんだと思いますが、「先祖供養」これしかないと思ったようです（これまた情けない）。

私はこういうのはあまり信じないので、やめるようにダンナを説得した時は「私の病気は心の病気だけど、これは脳の病気とも言えるものなんだ。だから薬も飲んでいるんだ」と、何度も何度も説明して、やっとわかってくれたようでした。先祖供養するんだったら自分の母親のお墓参り（義母は他界しているので）をしたほうがよっぽど供養になると思うぞ……。

こんなこと吹き込んだ犯人も私の知っている人で、前々から怪しいヤツと思っていたので、ほら見てみろって感じでした。

もちろん先祖供養が悪いとは思っていません。ただその気もない人間に「押しつけてくる」のがイヤな訳です。

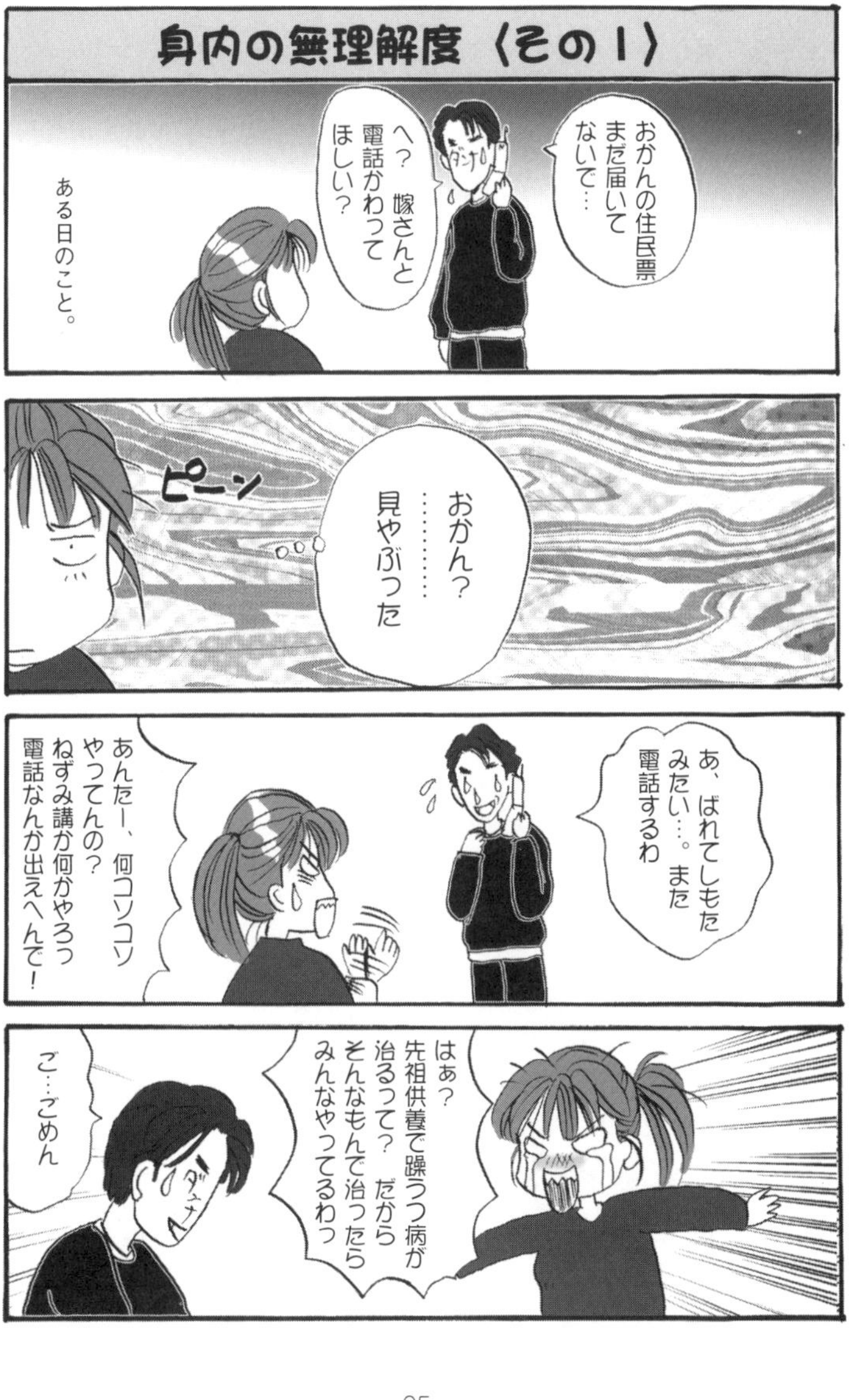
身内の無理解度〈その1〉
おかんの住民票まだ届いてないで…
へ？　嫁さんと電話かわってほしい？
ある日のこと。
ピーン
おかん？…………見やぶった
あ、ばれてしもたみたい…。また電話するわ
あんたー、何コソコソやってんの？ねずみ講が何かやろっ電話なんか出えへんで！
はぁ？先祖供養で躁うつ病が治るって？　そんなもんで治ったらみんなやってるわっ
ご…ごめん

身内の無理解度〈その2〉

「祈禱師《きとう》にみてもらう」と言われた時は、「はぁ？」でした。家族の心配はわかるけどそれが重荷やっちゅーのがわからんのか?でしたね。その時は、ちょうど躁から抑うつ状態へ転落していってい た最中なので、反発する元気もなく。躁うつ病やうつ病は「病気」だから私は医学的な治療を受けているのであって、事実、薬のおかげで病状もマシになってきているのに。主治医にこの話をしたら爆笑していた。「みてもらうのは構わんけど滝になんか打たれたらあかんでー」と言っていた。笑《わ》ろた。

しかしだんだんブルーな気持ちになってきたので、ダンナに「祈禱師にみてもらって、もし何かが憑いているとか言われたら、治るどころか逆に大うつ状態になってしまうかもしれない」と話してみた。そうしたら、「そんなに重荷になっていたなんて知らんかった。やめるわ」と言ってくれた。っつーか、はよ気づけよ。

単なる気の持ちようと片づけられるか、祈禱だの御祓《おはら》いだの先祖供養だのを持ち出される始末。そうじゃないんだ、医学的な治療が必要な病気なんだ！と言いたくなる。躁うつ病やうつ病はまだなかなか理解されない、ある意味難儀な病気なんですね。

身内の無理解度〈その２〉

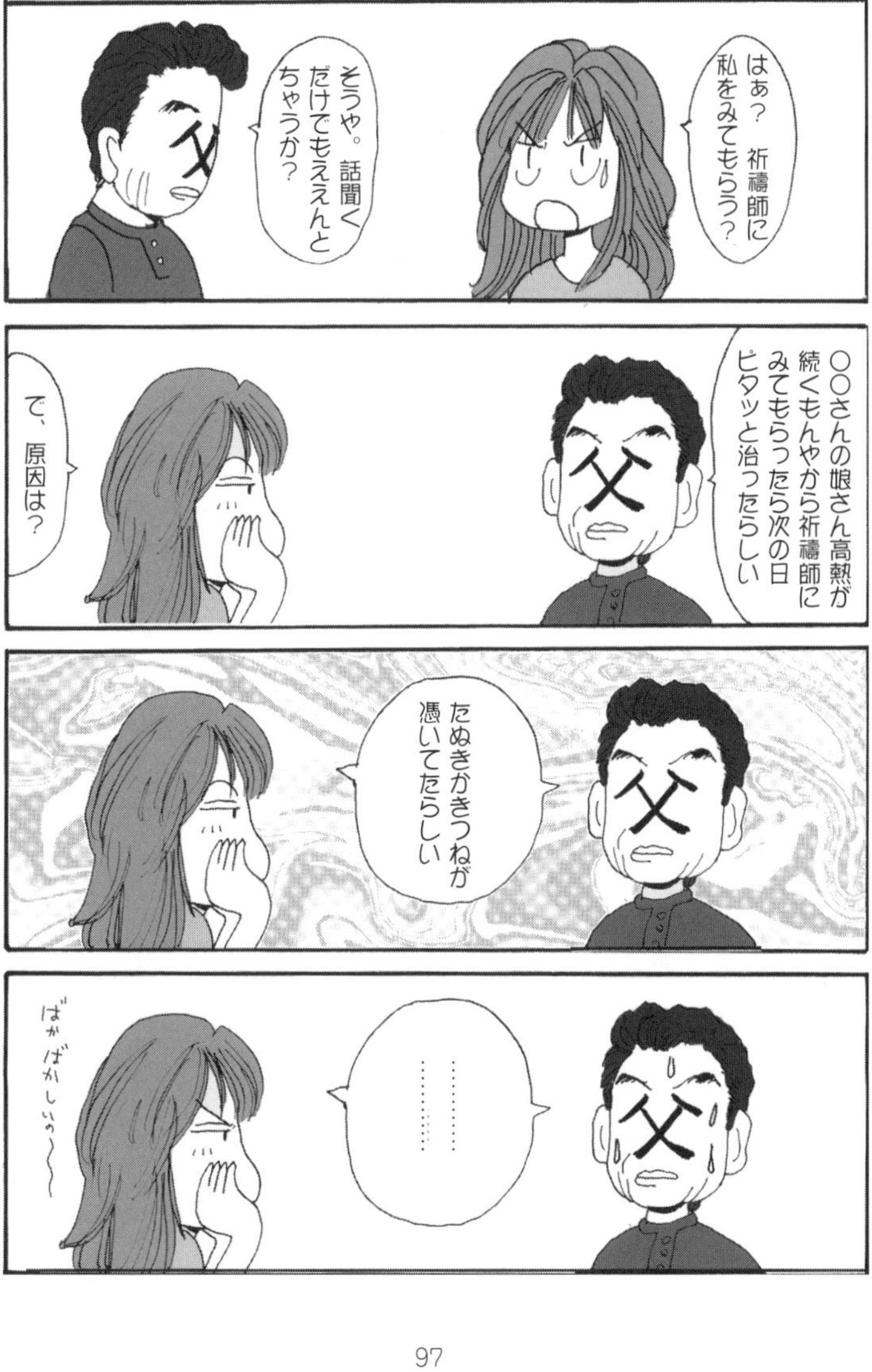
はぁ？ 祈禱師に私をみてもらう？
そうや。話聞くだけでもええんとちゃうか？
〇〇さんの娘さん高熱が続くもんやから祈禱師にみてもらったら次の日ピタッと治ったらしい
で、原因は？
たぬきかきつねが憑いてたらしい
…………
ばかばかしいっ〜〜

御近所の無理解度

子どもがいると、どうしても学校関連の役員が回ってきたりしますよね。私はもともとこういうのが大嫌いなのですが、普通の状態ならまだイヤイヤでも動けます。しかしうつ状態になれば動けなくなるし躁状態になればイケイケのケンカ腰になることもわかっているので、できればホントはしたくなかった。

案の定、連絡委員になって早々、会長さんに怒鳴りつけてしまいました。また、「町内小学一年生歓迎会」では、言うことを聞かない悪ガキにブチキレて首根っこつかんで振り回して怒鳴りつけ、周囲にいた大人から「子どもが見ている前なんだからやめなさい！」と止められたほど、暴れてしまいました……。「も～やってられへん、役員おりる！」と周りのおばちゃんたちに言いまくり、他の役員の人からなだめられて少しは落ち着いたのですが、ほとんどケンカ腰状態でした（情けない）。

現場にいた息子は「まぁいつもあんな調子やから気にするな」と友達に言っていたらしい。

今ではみんな腫れものに触るようにお話をしてくれるようになりました……（笑）。

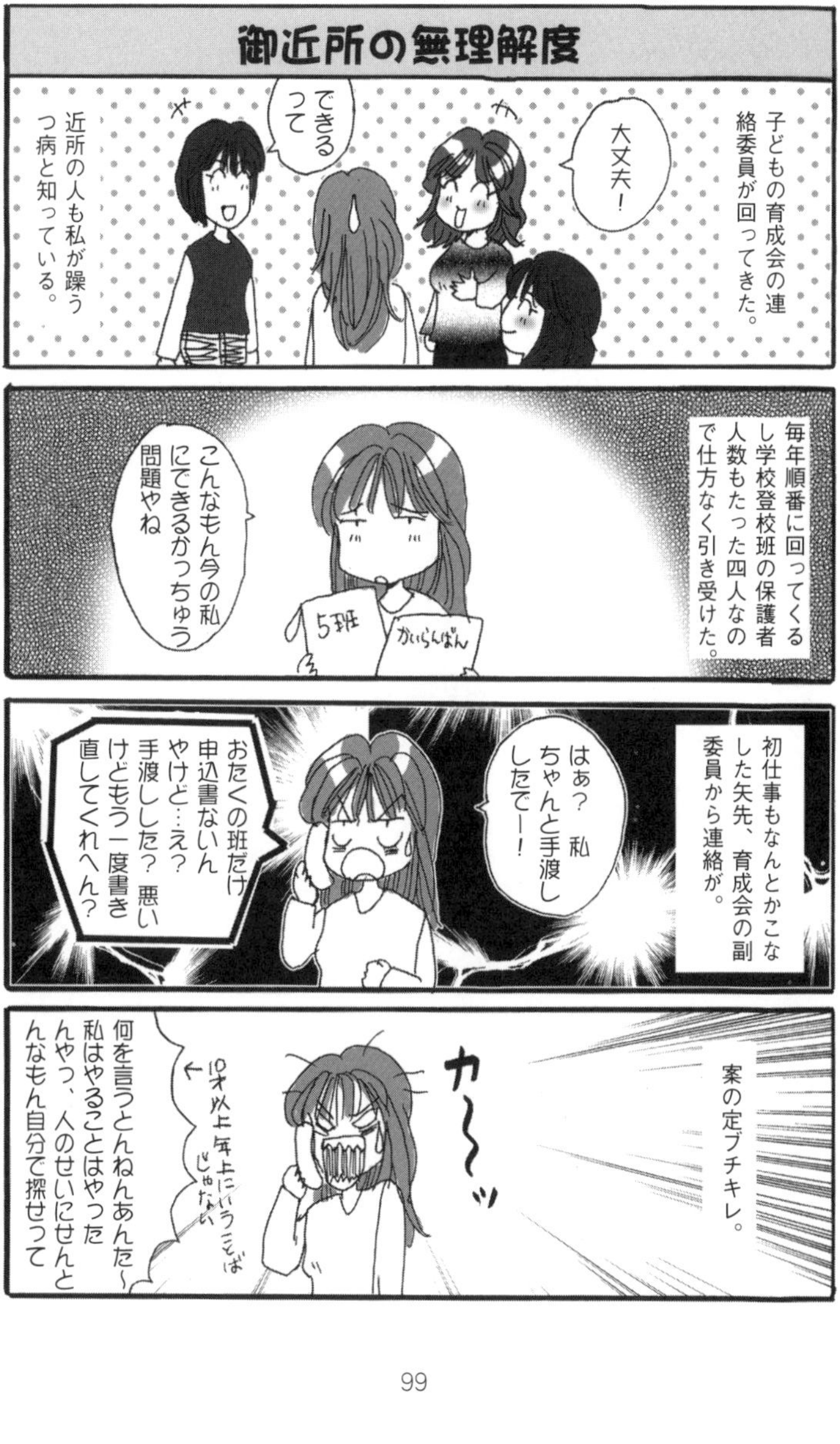
御近所の無理解度
子どもの育成会の連絡委員が回ってきた。
大丈夫！
できるって
近所の人も私が躁うつ病と知っている。
毎年順番に回ってくるし学校登校班の保護者人数もたった四人なので仕方なく引き受けた。
5班
かいらんばん
こんなもん今の私にできるかっちゅう問題やね
初仕事もなんとかこなした矢先、育成会の副委員から連絡が。
はぁ？ 私ちゃんと手渡ししたでー！
おたくの班だけ申込書ないんやけど…え？ 手渡しした？ 悪いけどもう一度書き直してくれへん？
案の定ブチキレ。
カ〜〜ッ
10才以上年上にいうことばじゃない
何を言うとんねんあんた〜 私はやることはやったんやっ、人のせいにせんとんなもん自分で探せって

デリカシーゼロの外科医

リストカットや胃洗浄で、何度か外科や内科のお世話になりましたが、スッキリして帰ってきたことはありません。必ずツッコまれてしまいます（笑）。

胃洗浄の際には意識がもうろうとするなかで聞こえてきた言葉は、「なんでこんなことをしたの！」「こんなことをするあんたが悪いんよ！」「苦しいでしょ？　しんどいでしょ？でもみんなあんたがしたことよ！」。頭にきたので意識が遠のきつつも言い返しましたが、もちろんろれつも回らず。

リストカットした際にかかった外科医も、非常にウザかった。以前縫ってくれた外科医は、ただ一言「精神科ちゃんと通ってる？」だけだったのに、その外科医ときたら「なんでこんなことするわけ？」。心理状況を聞いて外科医が対処してくれるのなら話すけど、ただ単に興味本意で聞いているようにしか思えない、その態度。

「なぜ、こんなことをするのか」。これらの行為に理解できないのはわかるけど、とりあえず先に処置してください。余計なことは言わなくていいです、と言いたい。

デリカシーゼロの外科医

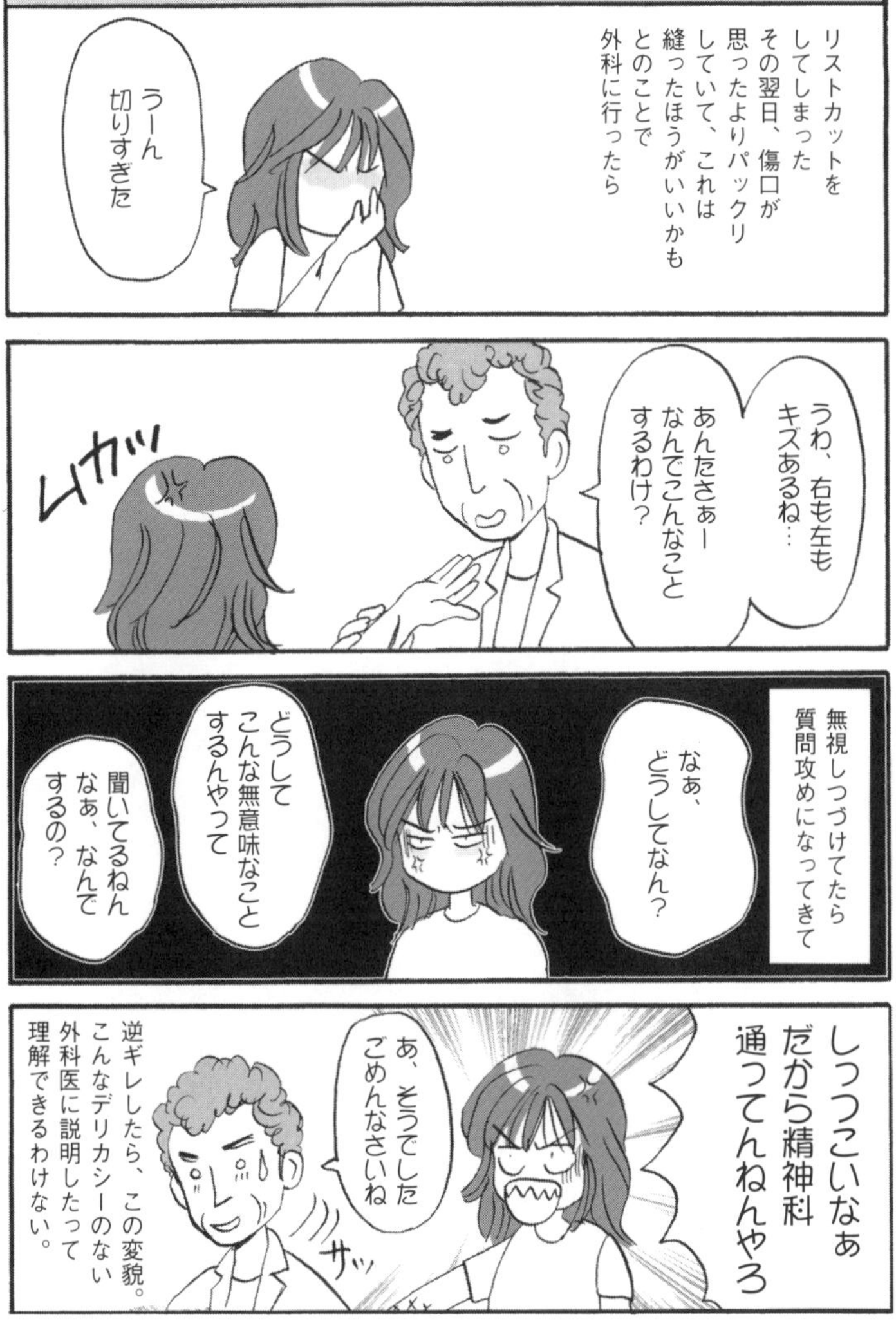
リストカットをしてしまったその翌日、傷口が思ったよりパックリしていて、これは縫ったほうがいいかもとのことで外科に行ったら
うーん切りすぎた
うわ、右も左もキズあるね…
あんたさぁーなんでこんなことするわけ？
ムカッ
無視しつづけてたら質問攻めになってきて
なぁ、どうしてなん？
どうしてこんな無意味なことするんやって
聞いてるねんなぁ、なんでするの？
しつこいなぁだから精神科通ってんねんやろ
あ、そうでしたごめんなさいね
サッ
逆ギレしたら、この変貌。こんなデリカシーのない外科医に説明したって理解できるわけない。

私とダンナ

なんだかんだいろいろありましたが、躁うつ病と診断されて半年以上もたつとイヤでも「あ、病気なんだ」とダンナもわかってきてくれたようで、現在は、私の負担にならないよう自分でできることは自分でして、子どもの面倒をみたり、家事なども積極的に手伝ってくれるようになりました。接し方も温厚になってきて、お互い気遣いあったりして、ケンカすることもなくなりました。

一緒になって十四年にもなりますが、以前はごはんなんか作ったことがなかったのに作ってくれるようになりました。私は睡眠薬を飲んで寝ているので朝起きられないことが多々あったんですが、寝ている間に息子の朝ごはんを作ってくれたり……本当に人が変わったようになりました。それと並行して私の病状もよくなってきたりして、あらためて周りの環境が躁うつ病の病状に影響するものだと思いました。環境が悪いと病状は悪化しますが、環境がいいと病状はよくなっていくものなんですね。

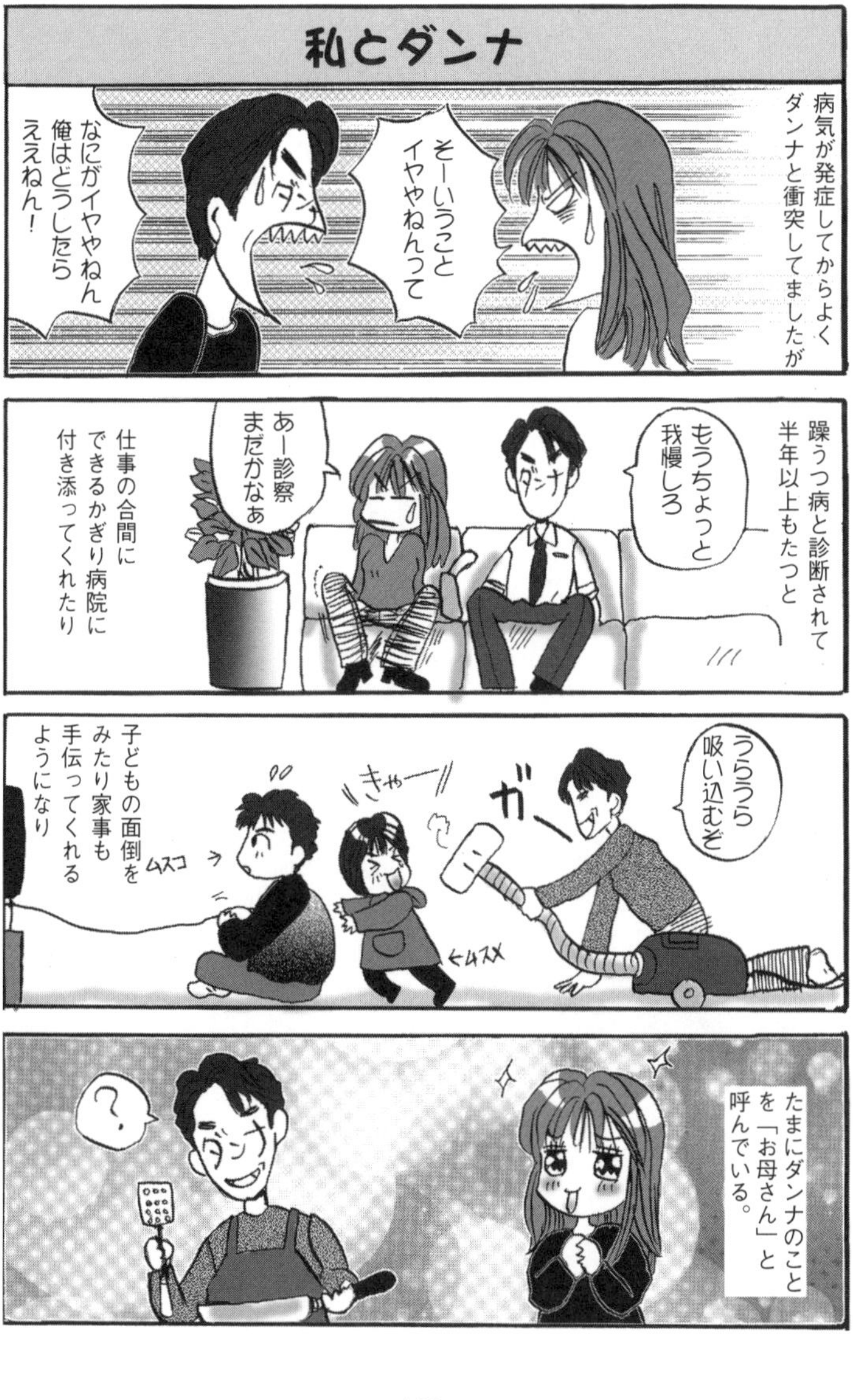
私とダンナ
病気が発症してからよく
ダンナと衝突してましたが
そーいうこと
イヤやねんって
ダンナ
なにがイヤやねん
俺はどうしたら
ええねん!
躁うつ病と診断されて
半年以上もたつと
もうちょっと
我慢しろ
ダンナ
あー診察
まだかなぁ
仕事の合間に
できるかぎり病院に
付き添ってくれたり
うらうら
吸い込むぞ
ガー
きゃー
ムスメ
ムスコ
子どもの面倒を
みたり家事も
手伝ってくれる
ようになり
たまにダンナのこと
を「お母さん」と
呼んでいる。
?
ダンナ

他人のこと言えない

友人の話。友人の知り合いは離婚していて子持ちなのだが、わが子をほったらかしてしょっちゅう飲みに行ったり遊び呆けているという。なんてひどい母親なんだ！と二人で激怒していたのですが、よぉぉく考えたら、私も躁状態の時、ダンナがいたとはいえ、子ども達をほったらかして飲みに行ったり、自分のことばかり優先していたということをはっと思い出し、ひとり沈黙。むちゃくちゃ罪悪感がドドーンと押し寄せてきて、「いや、他人《ひと》のこと言える立場じゃないな……、でもあの時は病状ひどかったしぃ……」と小声で友人に訴えておりました（情けない）。

病状がよくなった今は、なるべく家にいるように心がけているし、少しずつですが、子どもも中心に動けるようになってきました。上の子はもうベッタリで、わがまま言い放題。「クソババァ」と言いつつも私から離れなくて、まるでその頃の反動のように甘えてきます。病状がひどかった当時は本当に寂しかったんでしょう。逆に下の子はすっかりお父さんっ子になってしまい、「お母さんなんか嫌い」とズケズケ言いまくります（笑）。子どもの心を傷つけてしまった分、できるだけ償わなければと思っています。

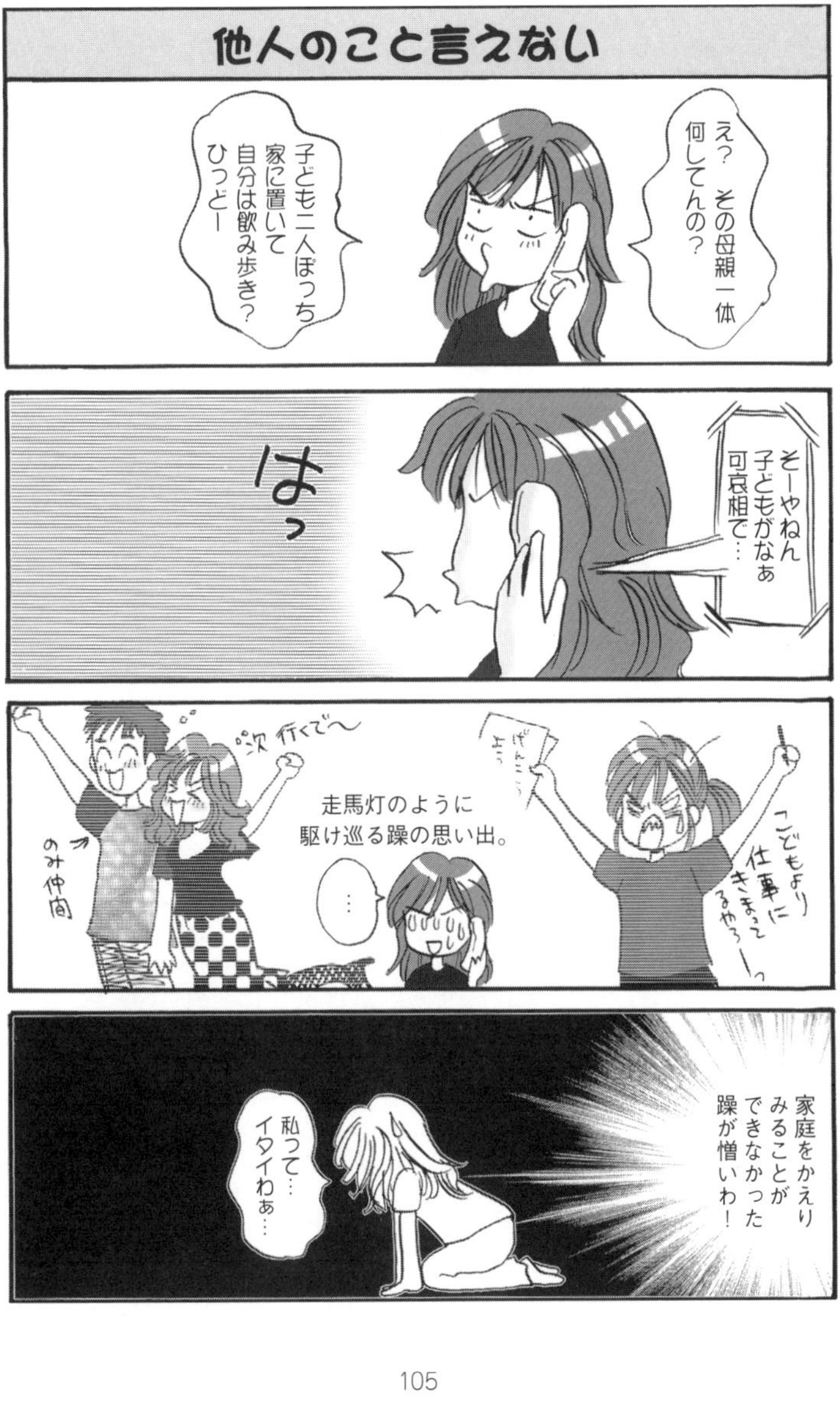
他人のこと言えない
え？ その母親一体何してんの？
子ども二人ぽっち家に置いて自分は飲み歩き？ひっどー
そーやねん子どもがなぁ可哀相で…
はっ
走馬灯のように駆け巡る躁の思い出。
こどもより仕事にきまってるやろーーっ
…
次 行くで〜
のみ仲間
家庭をかえりみることができなかった躁が憎いわ！
私って…イタイわぁ…

虐待母

躁状態がひどかった時、それはもう鬼母でした。反抗されれば、即逆ギレ、でも子どもに手を上げることだけはできなくて、でも怒りを静めることもできず、結局ガラス窓や壁に八つ当たりして破壊したり、子どものいる目の前で発狂してガラスの破片で自分の手首を切りつけたり、壁に自分の頭を何度もぶつけたりして、泣き叫ぶ子ども達の声で何度か近所のおばさんが止めに入ったこともありました。我に返ると今度は私が泣き叫ぶので、子ども達はどうしていいのかわからず（当たり前）一緒に泣いていました。

最高にひどい時は、子どものいる前で包丁を持ち出して振り回したこと。もちろん刺せるわけもなく、怒りを自分に向けてしまうので、そのまま包丁でキッチンをあちこち叩きまくったり、しまいにはやはり自分の腕を切りつけたり、もう最低でした。この頃は、実母、近所のおばさん、友人がいつも気にかけてくれていたのでとても救われました。

今思えば、子ども達にどれだけ心の傷を負わせたかわからない。少し救いなのは、息子が「お母さんは病気」だとわかってくれていたこと。去年の七夕に「お母さんの病気が早く治りますように」と書いてくれたらしい。これには泣けた。

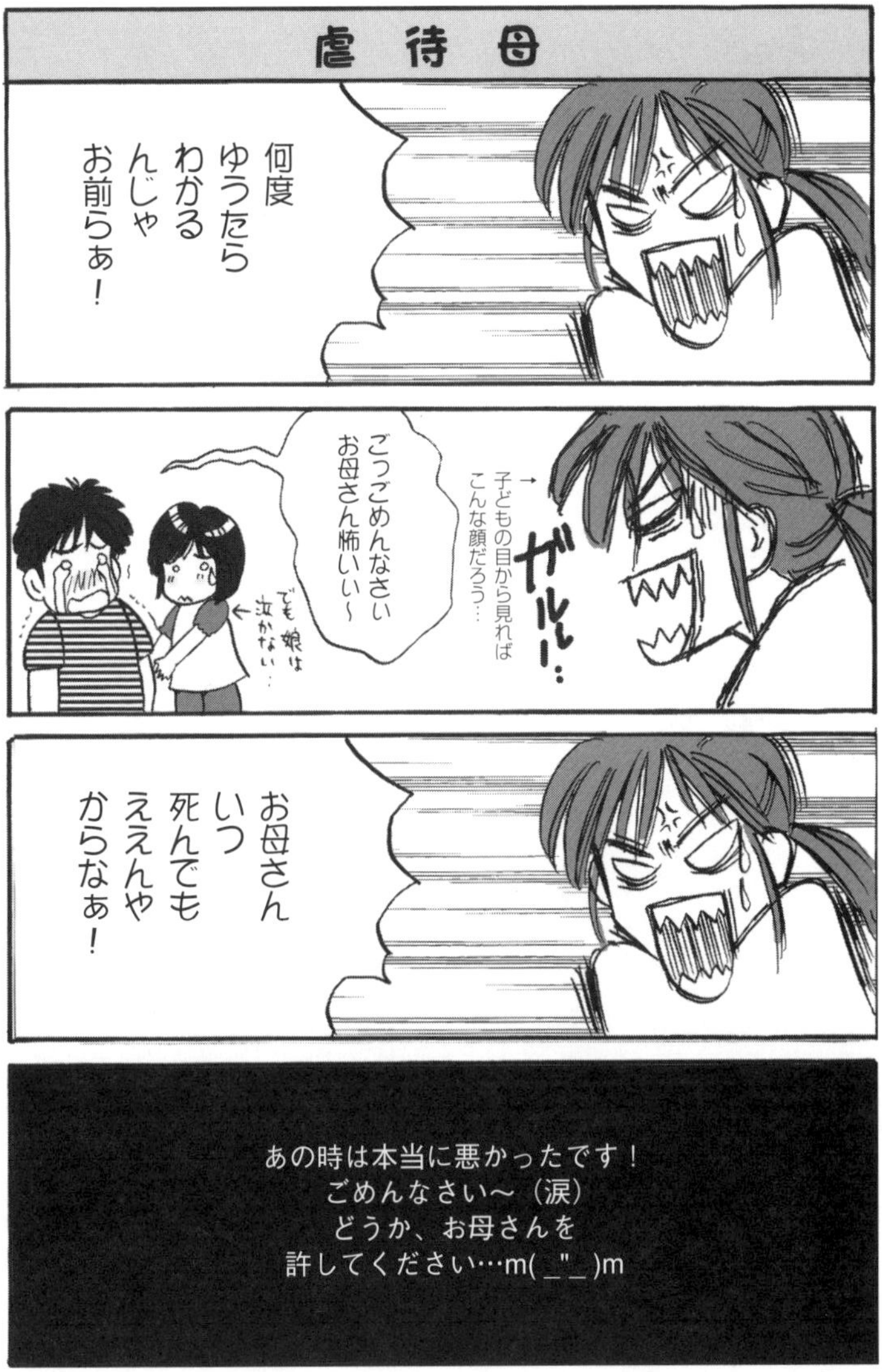
虐待母
何度ゆうたらわかるんじゃお前らぁ！
ガルル…
→子どもの目から見ればこんな顔だろう…
ごっごめんなさいお母さん怖いぃ～
でも娘は泣かない…
お母さんいつ死んでもええんやからなぁ！
あの時は本当に悪かったです！
ごめんなさい～（涙）
どうか、お母さんを
許してください…m(_"_)m

料理ができない

躁状態の時は気が散って何をどう作っていいのかわからなくて、「金のことは気にするな、出前とれ出前〜!」ってな感じだったたし、うつ状態の時は寝込んでしまうので当たり前のように何も作れなかったたし、躁状態でもうつ状態でも仕事が入れば鬼のように没頭するのでもちろん何も作れない。そのためピザの宅配や市販のお弁当など、とにかく出来合いのものばかり。私のせいで家族の食生活はめちゃくちゃだったような気がします。

朝は朝で、睡眠薬のせいで起きられないし、当時はダンナや実母が毎日のように子ども達に朝ごはんを食べさせてくれていました。しかし私の分はなかったな……(笑)。

今はぼんやりしつつも、なんとか料理ができるまでに回復してきたのですが、時すでに遅しというか、もう母親の料理よりも出前のほうが子ども達には嬉しいらしい。たまに「今日はなんか取ろか?」と聞くと大喜びするので気分悪いです(笑)。

慌ただしい朝、母親として何もできなかった時(つーか寝てるからだろ)、手助けしてくれたダンナや実母には今でもとても感謝しております。以前のように手早く料理ができるようになりたいなぁ。

料理ができない

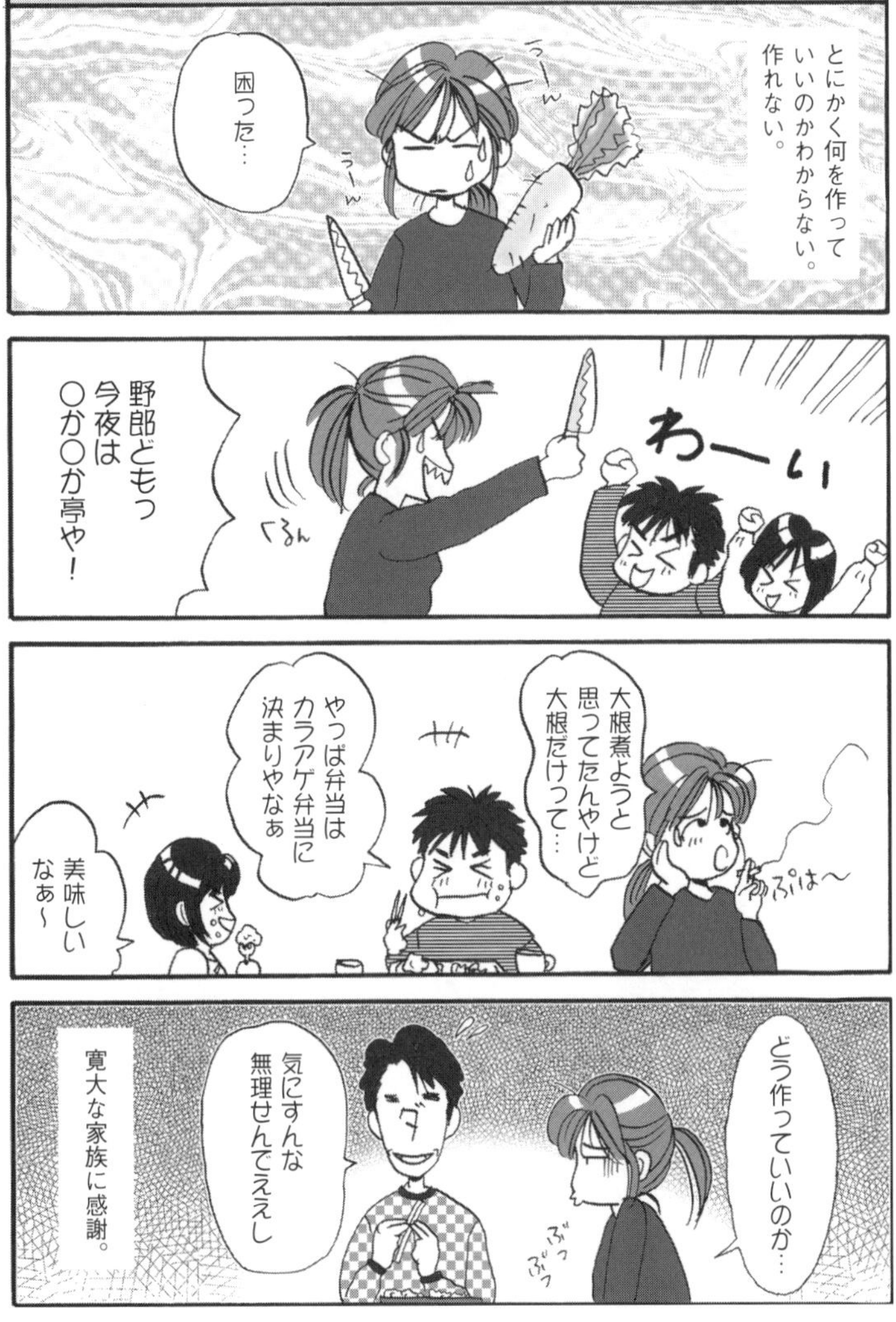
とにかく何を作っていいのかわからない。作れない。
困った…
わーい
野郎どもっ今夜は○か○か亭や！
くるん
ぷは〜
大根煮ようと思ってたんやけど大根だけって…
やっぱ弁当はカラアゲ弁当に決まりやなぁ
美味しいなぁ〜
どう作っていいのか…
気にすんな無理せんでええし
寛大な家族に感謝。

知人さん達

少数ですが、似たような病気を患っている知人さん達が私の周りにいます。ぇぇ「知人」なんです。別に「友人」ではないのが不思議なのですが。なんとなく話してしまって、なんとなく聞いてしまった、そういう間柄だったりします。

彼女達の話を聞いていて思ったのですが、共通する点は、やはり配偶者など周りの人間の理解があまり得られていないことです。ひどければ、存在さえも否定されちゃうのですよ。それに比べて、こんな病気になったとはいえ私の場合は恵まれた環境だったのだ、と考えてしまいます。だからここまで回復したんだなぁーと。

私が思うに、精神疾患というヤツは、「病気を受け入れ、自分自身を認めて、開き直り精神を芽生えさせ、ある程度薬の知識も頭に叩き込み、そして周りの理解を得て、なおかつ相性の良い主治医と巡り会い、これがそろった時点で、治る」のではないでしょうか。って、そんなことをすべて簡単にクリアできれば、こんな病気にはかからないんでしょうけどね(笑)。

とにかく身近な理解者の存在（友達だけでは少し頼りないかなぁ?）は絶対必要です。

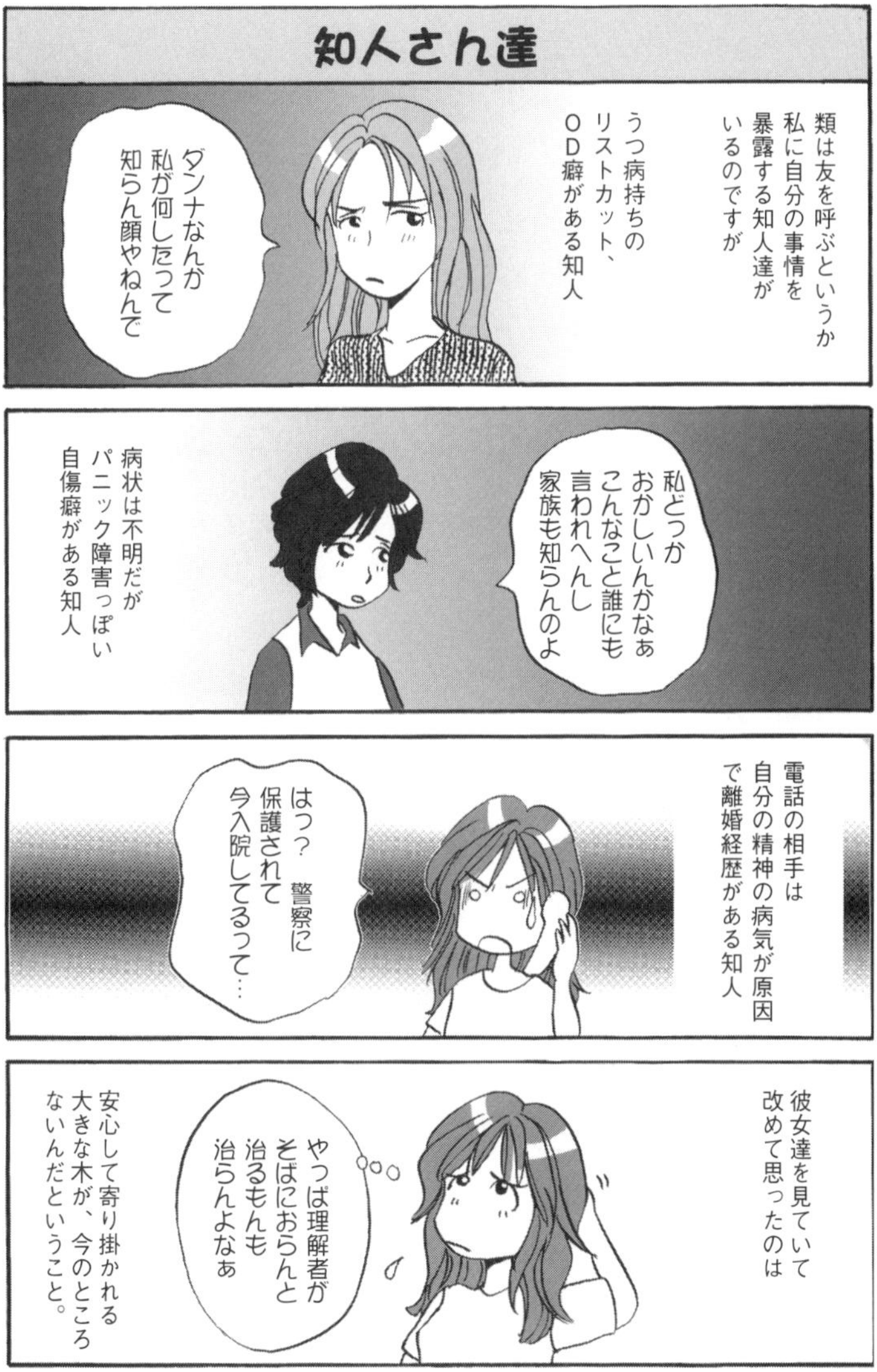
知人さん達
類は友を呼ぶというか私に自分の事情を暴露する知人達がいるのですが
うつ病持ちのリストカット、ＯＤ癖がある知人
ダンナなんか私が何したって知らん顔やねんで
私どっかおかしいんかなぁこんなこと誰にも言われへんし家族も知らんのよ
病状は不明だがパニック障害っぽい自傷癖がある知人
電話の相手は自分の精神の病気が原因で離婚経歴がある知人
はっ？ 警察に保護されて今入院してるって…
彼女達を見ていて改めて思ったのは
やっぱ理解者がそばにおらんと治るもんも治らんよなぁ
安心して寄り掛かれる大きな木が、今のところないんだということ。

あたし的視点

私の身内（従兄）が何年か前にうつ病で自殺した。酒を飲んでの自殺だったらしい。小さい時よく可愛がってくれていた人だったし、たまらなかった。当時はうつ病のことがよくわからなかったので、口に出しては言わなかったけど、自殺したことにすごく腹が立った。「残された家族の気持ちも考えずに逝くなんて許せない」と考えた時もあった。けど自分が躁うつ病になって、自殺企図までいってしまったことで、従兄がなぜ自殺してしまったのかすごくわかった気がした。追い詰められてすごく苦しかったんやろーなぁ。特に男性は女性と違って、「男は弱音を吐いちゃいかん」っつー考えがあると思うから、きっと嫁にも周りにも相談できず、独りでずっと抱え込んで悩み続けていた結果だったんだろうなぁ。すごくしんどかっただろう。私は病気なんかに負けたくないっ、絶対治してみせるって、本気で思った。そして、実際自分がなってみなければ、なかなか理解できない病気なんだなって悟った。

この手の病気になって、まず一番腹が立ったのは、「自称うつ病」や「自称躁うつ病」の人が周りにたくさんいたこと。実際はそんなもんじゃないんだっ！って言いたい。「なんでうつ病のくせに毎日毎日出歩いたり飲みに行く元気があるんだ？　はしゃげるんだ？」と尋ねたくなる。「躁うつ気味なの」と言っている人もいるが、どう見ても温厚で冷静沈着、歯止めもしっかり利くし恥ずかしい行動など一度だって見たことがない。謎だ。だから、もうそういう「自称躁うつ病、うつ病」の人達には、必ず「そんなにつらけりゃ精神科へ行って薬をもらえ」とアドバイスするようにしている。事実、そうであるのなら本当に行くべきだ。そんな的確でナイスなアドバイスをしても、まぁ返ってくる言葉は「え……まだそこまでイッてないから……」だ。訳がわからない。

また実際に、医師からうつ病と診断されている人も身近にいるんだけど、その人の場合、私から見れば「うつ病」という病気を理由にして（盾にして）なまけ癖がついているとしか見えなくて仕方がない。好きなことは行動力を発揮して進んでなんでも楽しくできるのに、いやな事は「病気だからできない」といって逃げるのだ。もちろん、うつ病と診断された人みんながみんなそうではないこともちゃんと理解している。しかし少なくとも私の身近には、そういう人がいるのだ。そのような人がいるからまだまだ偏見がなくならないし、周りの理解が得られないんだ、と思う。こういった病気に理解のない人達にとっては「うつ病をただの都合のいい言い訳にしているなまけ者」としか思えないだろう。でもこれは当たり前の話だ。だから偏見や誤解が生まれるんだ。実際、精神障害にあまり関心のない健康な人から私自身が同じようなことを言われたほどなので、間違いない（笑）。

今の主治医にも「なんでも病気のせいにしてたらあかん」と何度か言われたことがあるけど、本当にそのとおりだと思う。「なんだかんだ言い訳して、やっぱりなまけ病なんだ」って絶対思われたくない。まぁ私が頑張れるのは「躁を持っているから」らしいが「うつも持っているから」寝込むことだってしょっちゅうだ。しかし「立て、立つんだジョー」と躁が騒がしく起こしてくれるので、すぐ躁転するんだけど。またうつ病と違って躁うつ病は、軽躁時などは人との交流もうまくいっているので「なんだ普通じゃない」と思われてしまうのも少しつらいところだ（笑）。

それから、前にも書いたけど、うつ病は「心の病気」「心が風邪をひいたようなもの」とかいうけどさー、何年もず〜っと風邪ひいているヤツなんかおるんかぁ？（笑）。風邪だったらもっと簡単に治るだろうが。なんか違う気がするなぁ。「うつ病はぜんそくみたいなもんだ」はどうだろう。あ、話が脱線してきた。元に戻そう。私は、人間の心理的状況を含む脳の病気（障害）なんだと認識している。

「実は脳の伝達物質の異常なんです」とか言えば聞こえが悪いけど、「心の病気です」とか言えば多少聞こえが良くなるのかもしれない。ただそれだけの事だと思う。

「脳の伝達物質の異常」＝「キチガイ」「異常者」

「心の病気」「心が風邪をひいたようなもの」＝「気の持ちよう」「軽く治せるもの」って具合にね。

本当はそうじゃないのになぁ。全然両方ともあてはまらない。どうしたら偏見や誤解がなくなるのかわからないけど、精神科にかかることは全然恥ずかしいことじゃない。医学はどんどん進んでいるんだ。精神科だってそう。

どんな物事でもそうですが、世の中理解できないことってあるから、どうこう言っても納得のいかない人には一生理解できないものなのかもしれないが、少しでも多くの人が精神科領域の病気に関して理解してくれて、偏見のない社会になってほしいと願っている。

短期入院〈その2〉

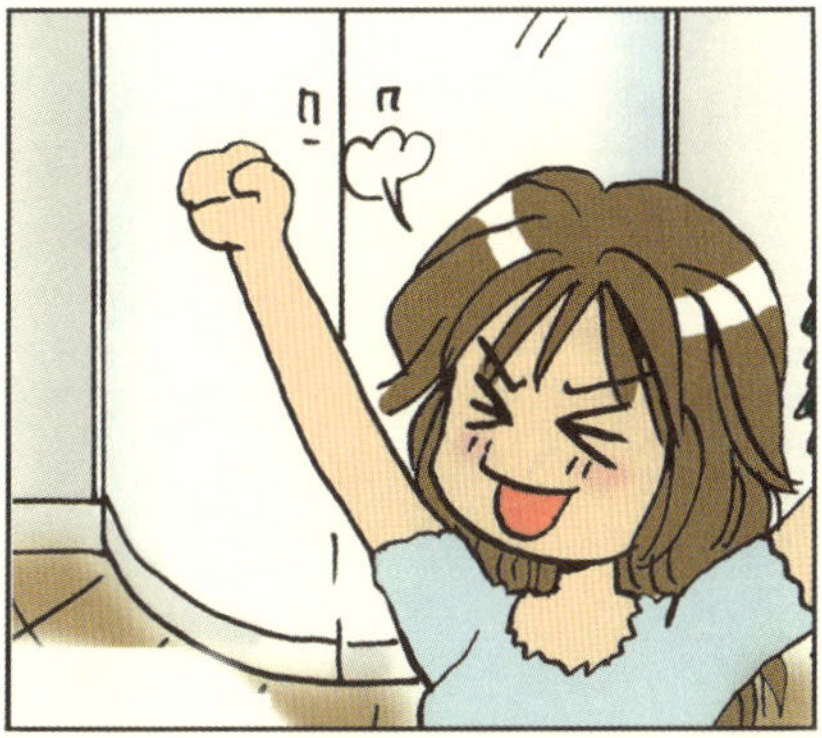

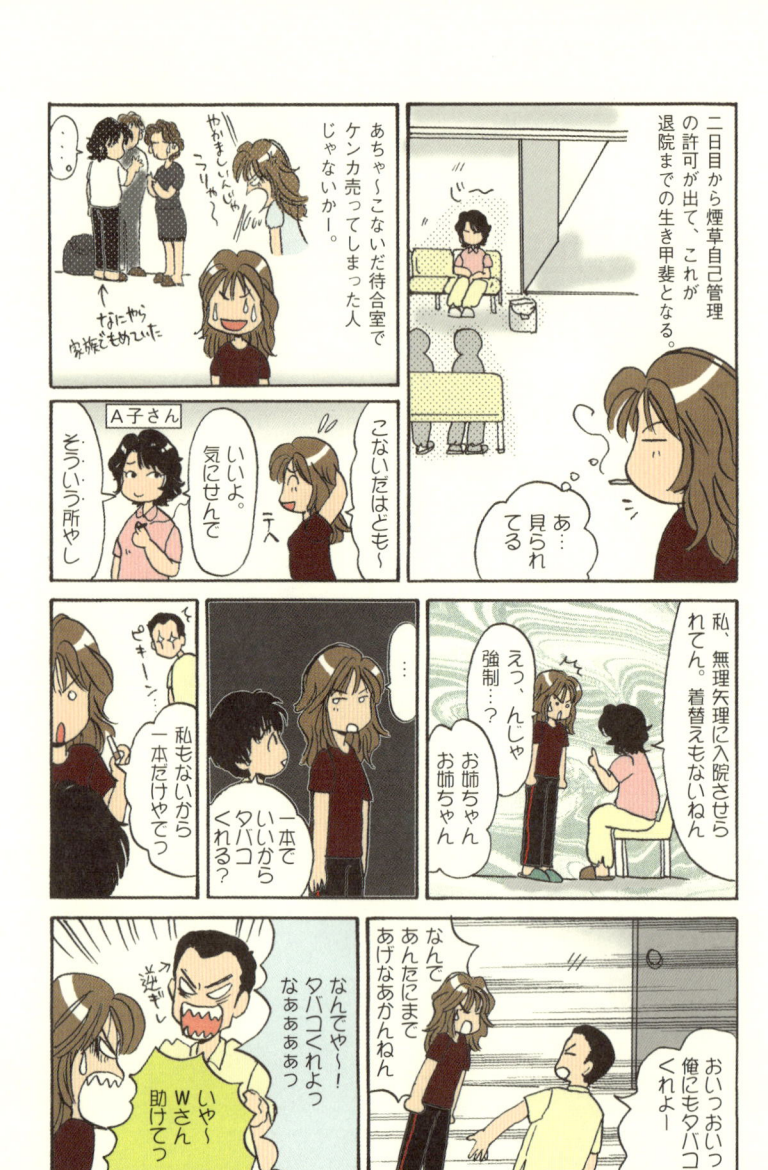

二日目から煙草自己管理の許可が出て、これが退院までの生き甲斐となる。
じ〜
あ…見られてる
あちゃ〜こないだ待合室でケンカ売ってしまった人じゃないかー。
やかましいんじゃコラリャ〜
…。
なにやら家族でもめていた
こないだはども〜
テヘ
A子さん
いいよ。気にせんで
そういう所やし
私、無理矢理に入院させられてん。着替えもないねん
えっ、んじゃ強制…？
お姉ちゃんお姉ちゃん
…
一本でいいからタバコくれる？
ピキーン…
私もないから一本だけやでっ
おいっおいっ俺にもタバコくれよー
なんであんたにまであげなあかんねん
なんでや〜！タバコくれよっなぁぁぁぁっ
逆ギレ
いや〜Wさん助けてっ

＊Wさん…私の担当看護師

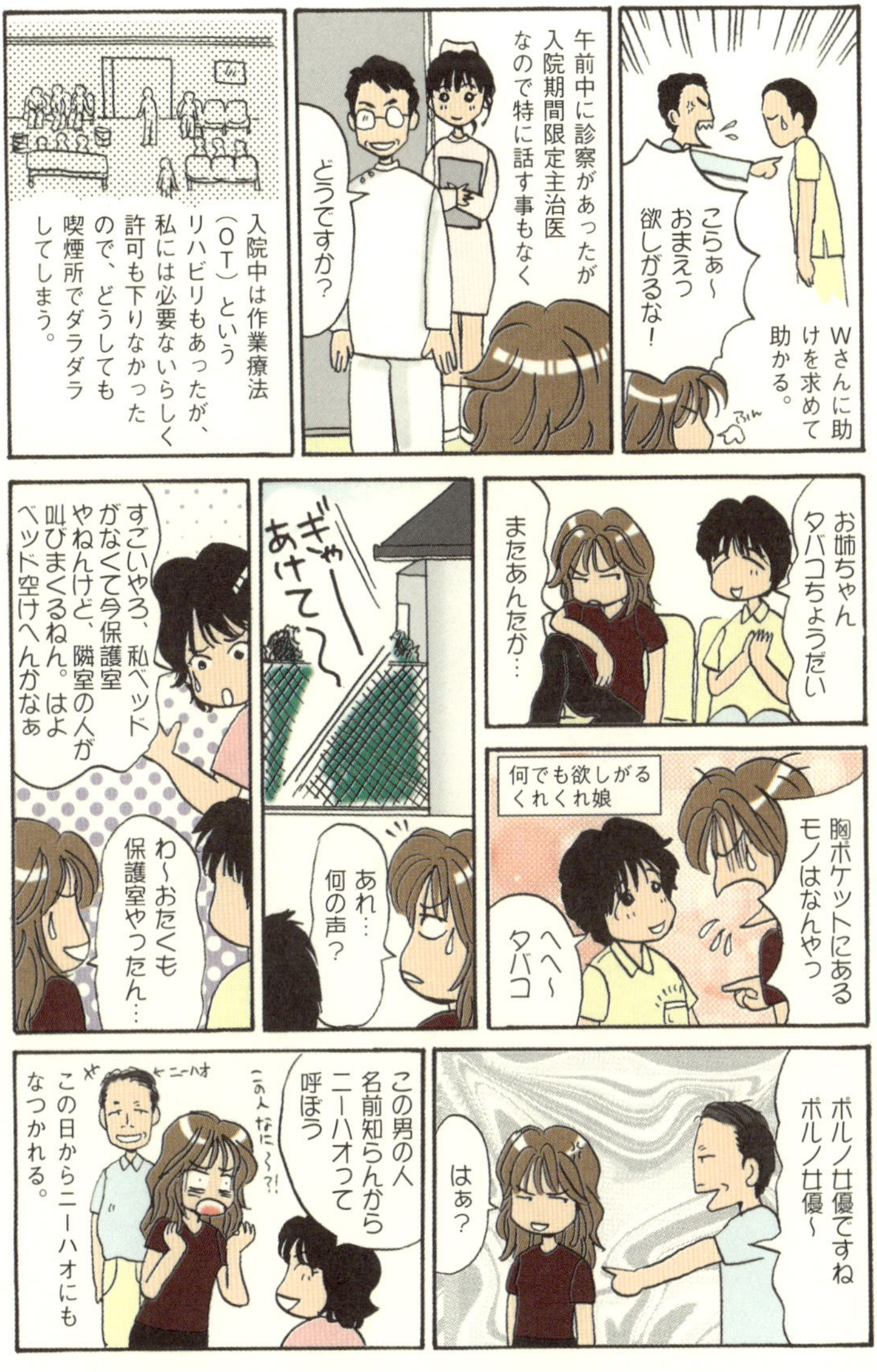
こらぁ～ おまえっ 欲しがるな！
Wさんに助けを求めて助かる。
午前中に診察があったが入院期間限定主治医なので特に話す事もなく
どうですか？
入院中は作業療法（OT）というリハビリもあったが、私には必要ないらしく許可も下りなかったので、どうしても喫煙所でダラダラしてしまう。
お姉ちゃんタバコちょうだい
またあんたか…
胸ポケットにあるモノはなんやっ
何でも欲しがるくれくれ娘
へへ～タバコ
ギャ～あけて～
あれ…何の声？
すごいやろ、私ベッドがなくて今保護室やねんけど、隣室の人が叫びまくるねん。はよベッド空けへんかなぁ
わ～おたくも保護室やったん…
ポルノ女優ですねポルノ女優～
はぁ？
この男の人名前知らんからニーハオって呼ぼう
この人なに～?!
←ニーハオ
この日からニーハオにもなつかれる。

数日たつと、ますますヒマになって喫煙所でたむろしていたのだが
お姉ちゃんその指輪欲しいなちょうだい
お姉ちゃ〜ん
きがえのさい中
ビクッ
ついてくるなっ
あまりになつかれすぎて
なんか…疲れてきた
は
こらっ何でも欲しがったらあかんっていつも言ってるやろ！ 入って反省や！
即、保護室に入れられる例のくれくれ娘。
うわぁぁなんでこうなるのよ〜っ
…これさやりすぎちゃうん
この娘《こ》はいつもこうやの
ごめんなさいぃぃ
ごめんなさいぃぃWさんごめん〜
お姉ちゃんもごめんね、もう欲しがらないからぁ
もう許してあげて。グチった私が悪いねん〜あの娘泣いてるやんかぁ
つられ泣き
何でも欲しがるのがこの娘の癖やねん。こうでもせなわからんねんって
これがきっかけで私の体調も悪くなっていく。

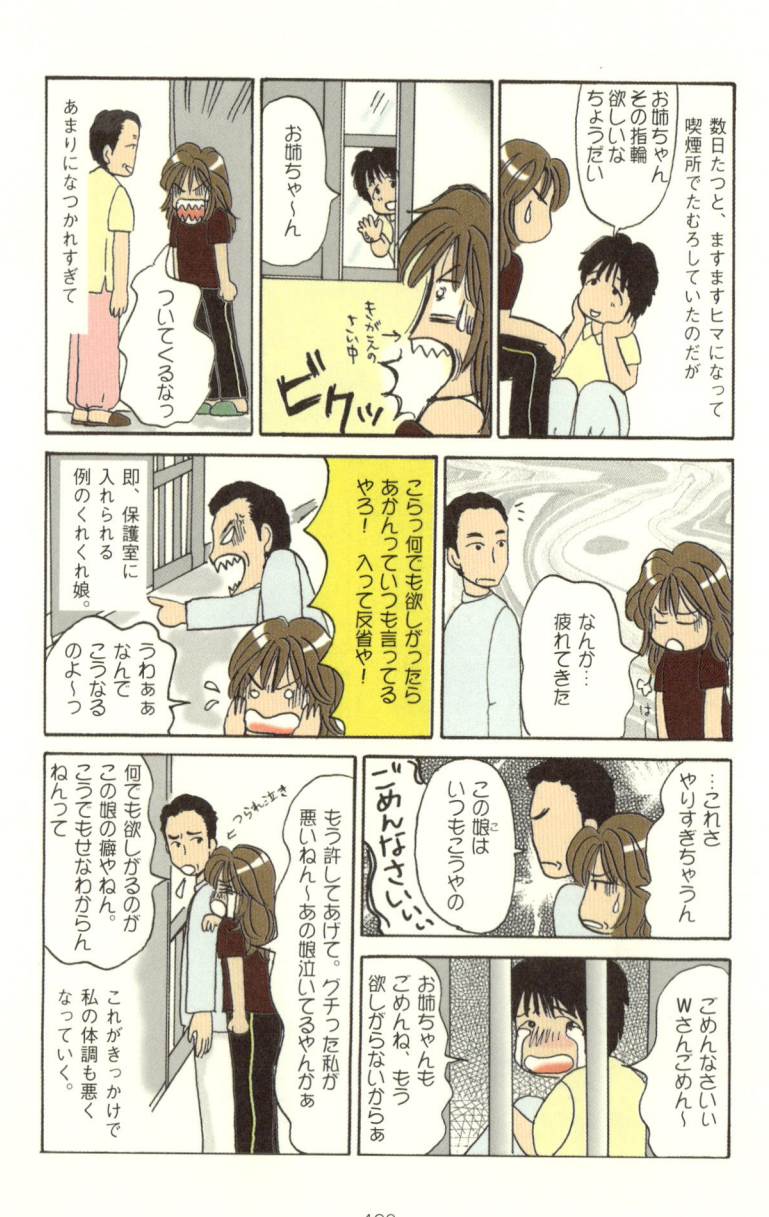

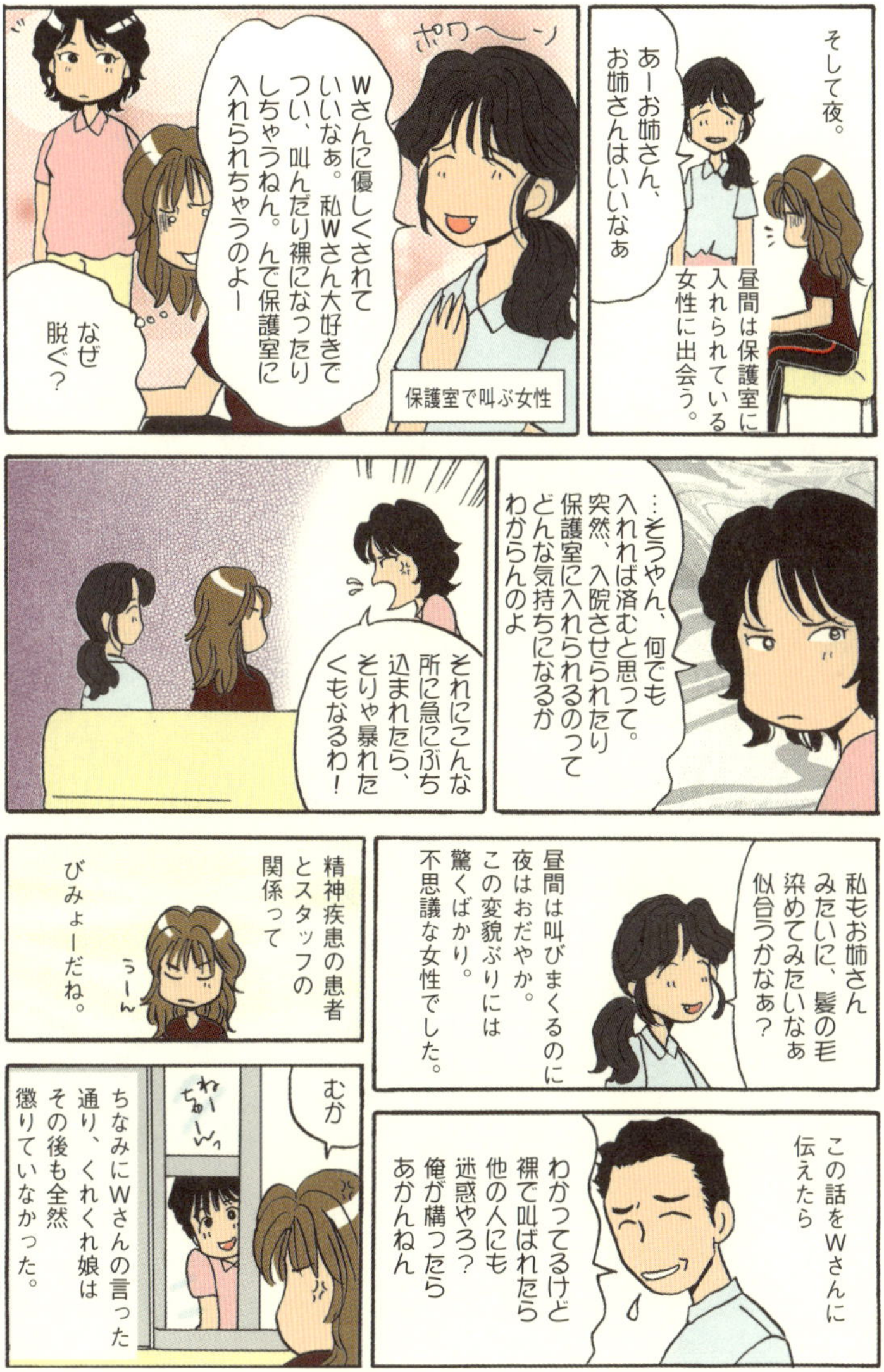
そして夜。
あーお姉さん、お姉さんはいいなぁ
昼間は保護室に入れられている女性に出会う。
ポワ〜〜ッ
Wさんに優しくされていいなぁ。私Wさん大好きでつい、叫んだり裸になったりしちゃうねん。んで保護室に入れられちゃうのよー
保護室で叫ぶ女性
なぜ脱ぐ？
…そうやん、何でも入れれば済むと思って。突然、入院させられたり保護室に入れられるのってどんな気持ちになるかわからんのよ
それにこんな所に急にぶち込まれたら、そりゃ暴れたくもなるわ！
私もお姉さんみたいに、髪の毛染めてみたいなぁ似合うかなぁ？
昼間は叫びまくるのに夜はおだやか。この変貌ぶりには驚くばかり。不思議な女性でした。
精神疾患の患者とスタッフの関係って
うーん
びみょーだね。
この話をWさんに伝えたら
わかってるけど裸で叫ばれたら他の人にも迷惑やろ？俺が構ったらあかんねん
むか
ねーちゃーんっ
ちなみにWさんの言った通り、くれくれ娘はその後も全然懲りていなかった。

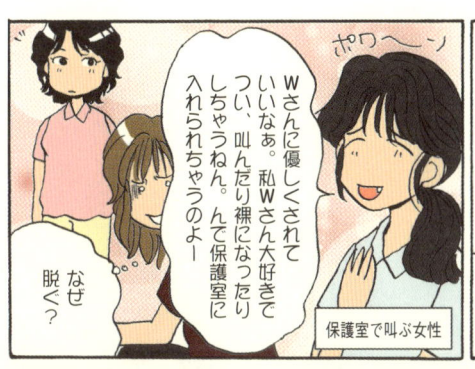

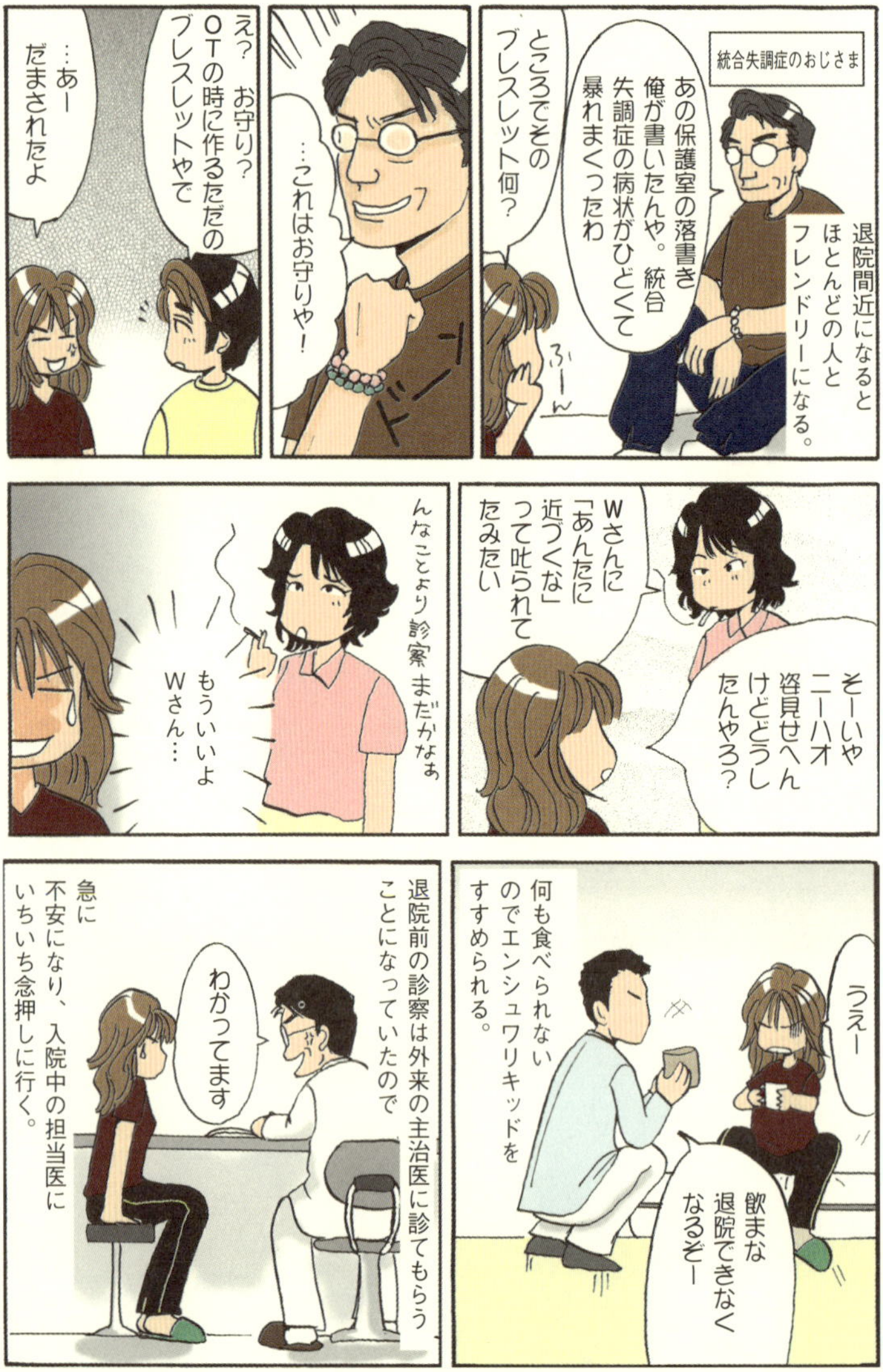

統合失調症のおじさま
退院間近になるとほとんどの人とフレンドリーになる。
あの保護室の落書き俺が書いたんや。統合失調症の病状がひどくて暴れまくったわ
ふーん
ところでそのブレスレット何？
…これはお守りや！
ドーン
え？ お守り？ OTの時に作るただのブレスレットやで
…あー だまされたよ
Wさんに「あんたに近づくな」って叱られてたみたい
そーいや ニーハオ 姿見せへんけどどうしたんやろ？
んなことより診察まだかなぁ
もういいよ Wさん…
何も食べられないのでエンシュワリキッドをすすめられる。
うえー
飲まな退院できなくなるぞー
退院前の診察は外来の主治医に診てもらうことになっていたので
わかってます
急に不安になり、入院中の担当医にいちいち念押しに行く。

＊エンシュワリキッド…栄養ドリンク

短期入院〈その2〉

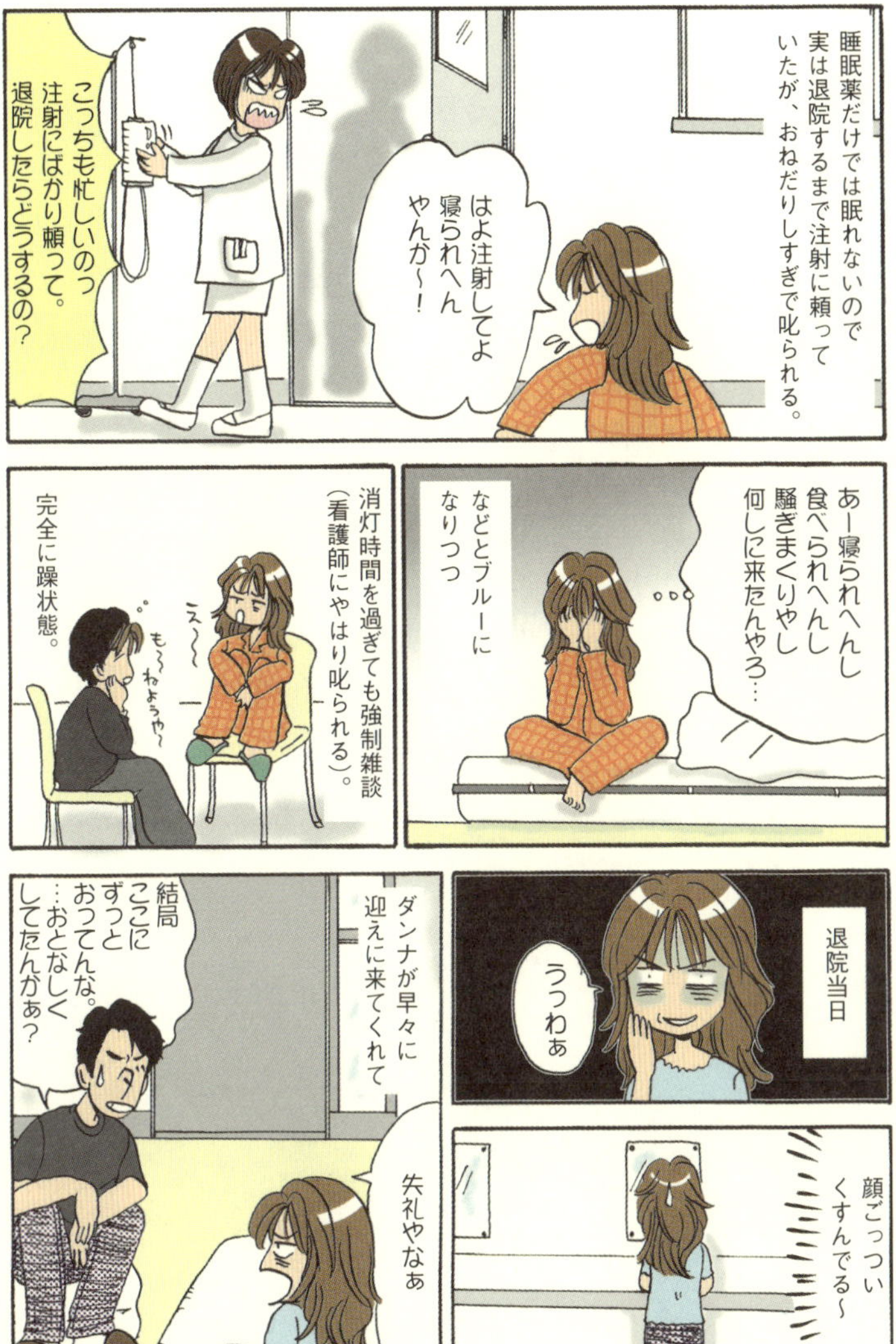

睡眠薬だけでは眠れないので実は退院するまで注射に頼っていたが、おねだりしすぎで叱られる。

はよ注射してよ寝られへんやんか〜！

こっちも忙しいのっ注射にばかり頼って。退院したらどうするの？

あー寝られへんし食べられへんし騒ぎまくりやし何しに来たんやろ…

などとブルーになりつつ
消灯時間を過ぎても強制雑談（看護師にやはり叱られる）。

え〜〜

も〜ねようや〜

完全に躁状態。

退院当日
うつわぁ
顔ごっついくすんでる〜

ダンナが早々に迎えに来てくれて
結局ここにずっとおってんな。…おとなしくしてたんかぁ？

失礼やなぁ

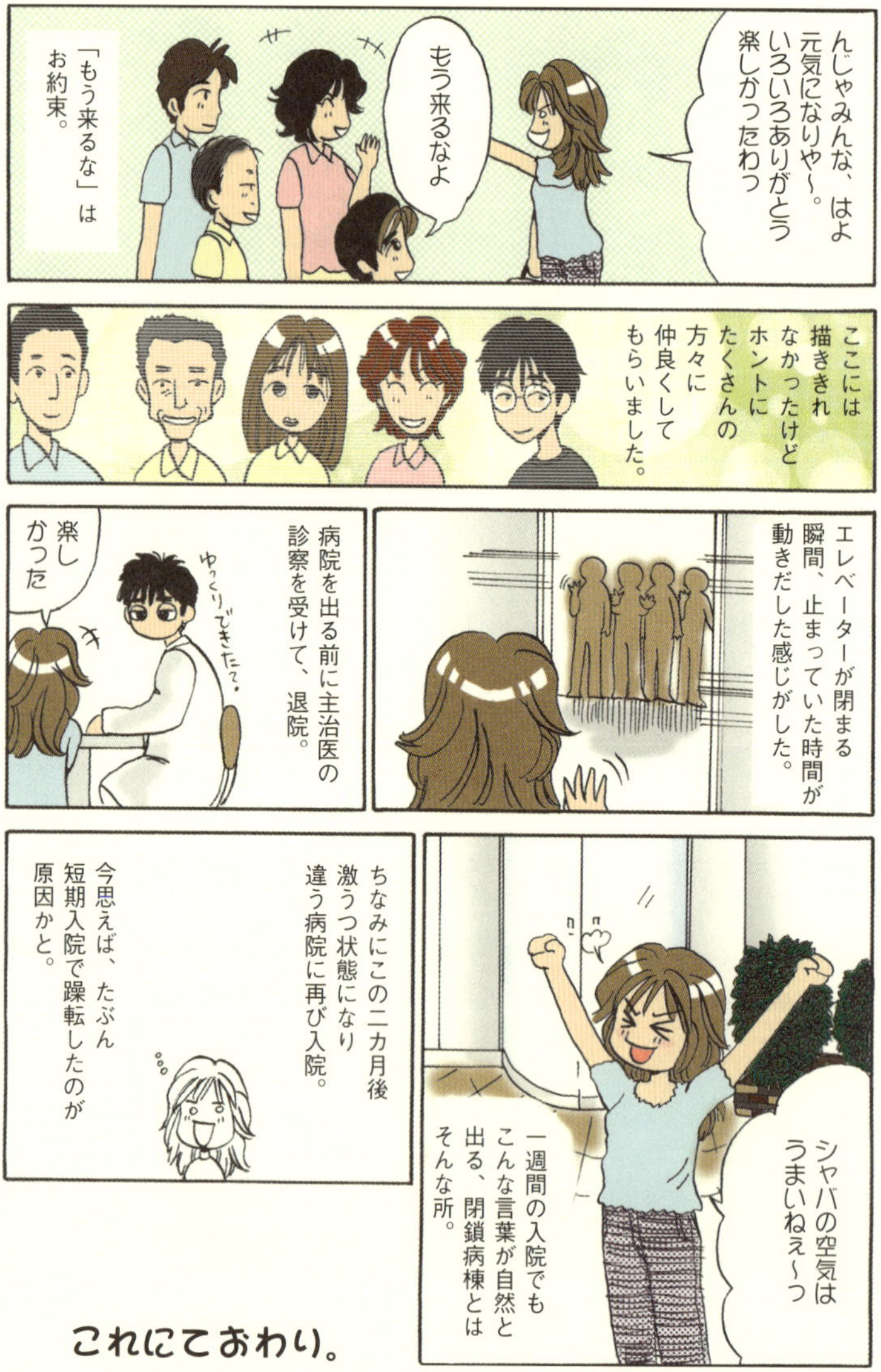

んじゃみんな、はよ
元気になりや〜。
いろいろありがとう
楽しかったわっ
もう来るなよ
「もう来るな」は
お約束。
ここには描ききれなかったけどホントにたくさんの方々に仲良くしてもらいました。
エレベーターが閉まる瞬間、止まっていた時間が動きだした感じがした。
病院を出る前に主治医の診察を受けて、退院。
ゆっくりできたで?
楽しかった
シャバの空気はうまいねぇ〜っ
一週間の入院でもこんな言葉が自然と出る、閉鎖病棟とはそんな所。
ちなみにこの二カ月後激うつ状態になり違う病院に再び入院。
今思えば、たぶん短期入院で躁転したのが原因かと。
これにておわり。

入院について

精神科病院に入院するのには、だいたい
・措置入院（警察等のお世話になって入院）
・医療保護入院（患者が拒むため、家族が強引に入院させる）
・任意入院（患者自ら入院を求める）
等があります。「うつ状態がひどい」場合や「躁状態が続いて周りに迷惑をかけだした」など自宅にいることが困難になってきた場合、入院が必要になってくることがあります。

精神科病院に入院することって、初めてなら抵抗感や不安がありますよね。当事者が病識を持って自ら任意入院をするなら良いのですが、問題なのは、病識がないまま当事者を強制的に入院（医療保護入院ですね）させること。「こんな所にぶち込んで！」など、ますます心が傷ついてしまい、家族との間に溝ができてしまう場合だってあります。

私がＯＤ（大量服薬）して救急車で運ばれた時、家族は「入院させたほうがいい」の一点張りでした。でも、閉鎖病棟も開放病棟も経験して「もう入院はしたくない」と言い切った私の気持ちを、ダンナだけは汲み取ってくれて、拒否してくれたため、入院までには至りませんでした。このことは薬が抜けて数日たってから聞いたのですが、本当に感謝しましたね(笑)。もしここで医療保護入院させられていたら、あの状況では悪化していただけだったことでしょう。そうなんです。当事者が入院する気もないのに、身内などが無理矢理入院手続きをする行為は、当人にとってどれだけ苦痛かわかりません。すごく難しい問題なのですが、やはりできるだけ当事者を説得して、任意入院まで持っていくのがベストだと思います。でも現実はうまくいく可能性も低いので「そんな簡単に言うなよなぁ」なんですが。

また閉鎖病棟と開放病棟があるので、こちらもきちんと病院側から説明を受けて納得したうえで、手続きをしたほうがよろしいかと思います。私の場合、二度入院しましたが、両方とも違う病院だったし、一度目は短期の任意入院で閉鎖病棟、二度目は中期の任意入院で開放病棟、という具合なので比較しようもないんですが、衝撃的だったのは、閉鎖病棟でした。はじめは閉鎖病棟や開放病棟という意味もわからず、病棟に入る時にカギをかけられた時点で、ようやく「入ったらもう出られない」と気づいたのでした。本当に無知もいいところ。任意入院したとはいえ、病棟に入って数分で混乱してしまい、暴れてしまいました。まぁ短期だったし、うつ状態から軽躁状態に躁転してしまったので、入院期間中はケンカしながらも、かなり楽しんでブラブラ過ごしていたのですが、もしこの閉鎖病棟で「一カ月から三カ月入院ね」と言われればまた話は違っていて、苦痛な日々を過ごしていたことでしょう。一方、開放病棟に入院した時は、病棟も静かできれいだし、好きな時にタバコも吸えるしシャワーも浴びられるし、最初の一週間は良かった。でもだんだんと「こんなんじゃいけない」という気持ちが芽生えてきて、焦りや葛藤で、些細なことから入院患者にケンカをふっかけたり、イライラでカッティングをバンバンしまくったり、開放病棟も、私にとってはあまり合わなかったようです。というか入院すること自体、性に合わなかったのかもしれません（笑）。

私の入院した各病院の、閉鎖病棟と開放病棟の違いはというと……。

まず閉鎖病棟。「閉鎖」という言葉のとおり、制限がある。

・病状が重い患者が多い。
・とにかくあまり自由がない。外に出られない（出られるのは共同の大きいベランダのみ）。
・問題を起こせば、すぐ保護室にぶちこまれる。
・ある意味監禁されているので、早く出たいと思う。
・申し訳ないが、衛生状態が悪い感じがする。

一方、開放病棟。「開放」という言葉のとおり、あるていど自由。
・病状が軽い患者が多い。
・時間内に戻れば外出OK、外で散歩できるのでリフレッシュできる。
・持ち物に制限があまりないため、趣味に没頭できる。
・居心地がよいので、結構楽しく入院生活を送ることができる。
・清潔感にあふれていて、とてもきれい。
などなど、おおまかに分けましたが、私の入院した所はこんな感じでした。開放病棟と閉鎖病棟では全く違います。

こう比較すれば、むろん「開放病棟のほうが断然良い」と思われることでしょうけど、そうとは限りません。開放病棟に入院するとあまりの居心地の良さに退院したくなくなり、社会への復帰が遅れる場合があったり、逆に閉鎖病棟では、あまりの苦痛感に「早く退院したい」という気が起こり、病気の治療に専念できる場合もあります。だから、どちらがいいとは一概には言えないところがあると思います。

入院というイベントが効を奏するかは入院してみなければわかりません。入院してみたいけどためらっている方は、一度お試しで短期入院してみることが吉だと思います。

第6章 あたしの病状あれこれ

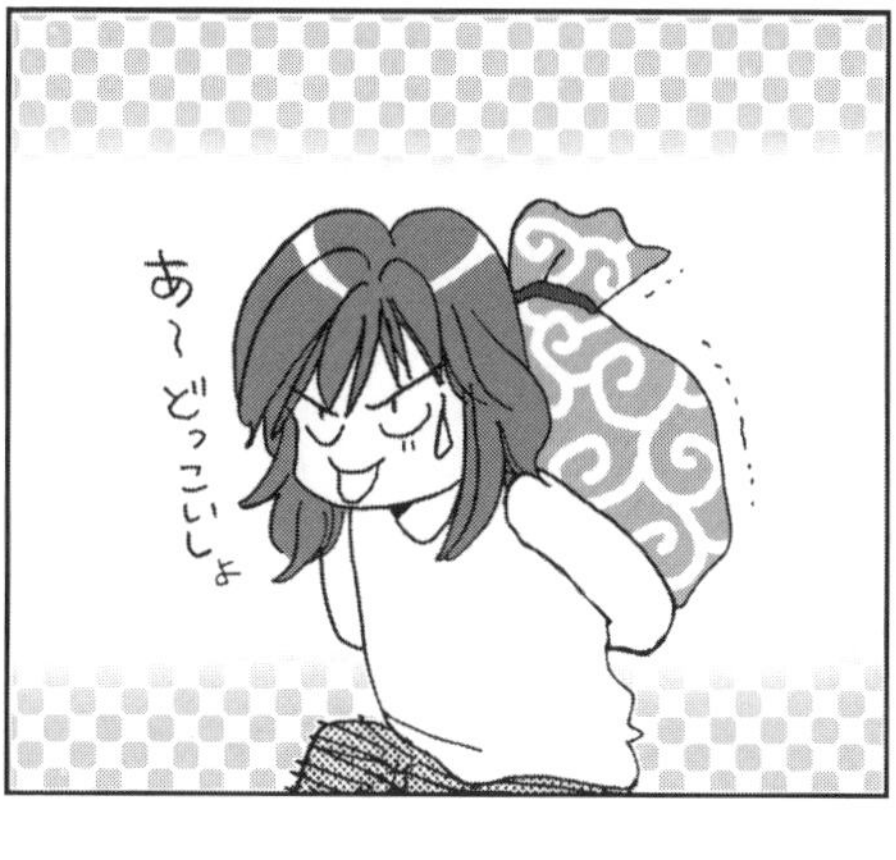

躁うつ病

私の躁転サイクルは結構早いらしく、本やインターネットなどでは「だいたい躁状態は一カ月ほど続き……」とか書いていたりしますが、あれはウソだと思う（笑）。私は一週間くらいで抑うつ状態になったり躁転したりと、ホント忙しいもの。

だいたいイヤな仕事が入ったりすると抑うつ状態に入るのですが、仕事だから……ということで、無理矢理自分のケツ叩いて気分を盛り上げ、そして気がついた時には躁状態に突入していて、もう何も見えない状態。無我夢中で描きまくり、その間、生活面でも支障をきたし、めちゃくちゃな状況で過ごすことになる。そしてしめきりが終わった後には「燃え尽き症候群」のようになり、抑うつ状態もいいところで、何もできなくなる。本当にコントロールするのが大変です。時には躁とうつが混合している時期もあり、こんな時などは自分でも訳がわからなくなっているので、判断力も低下してリストカットに走ったり、拒食や過食に走ったりするなどもう大騒ぎです。

ちなみに軽躁状態の時は、やたら人との交流もうまくいったり気分もハイ気味なので、他人から見れば病気持ちなんて気づかれないだろうなぁ。

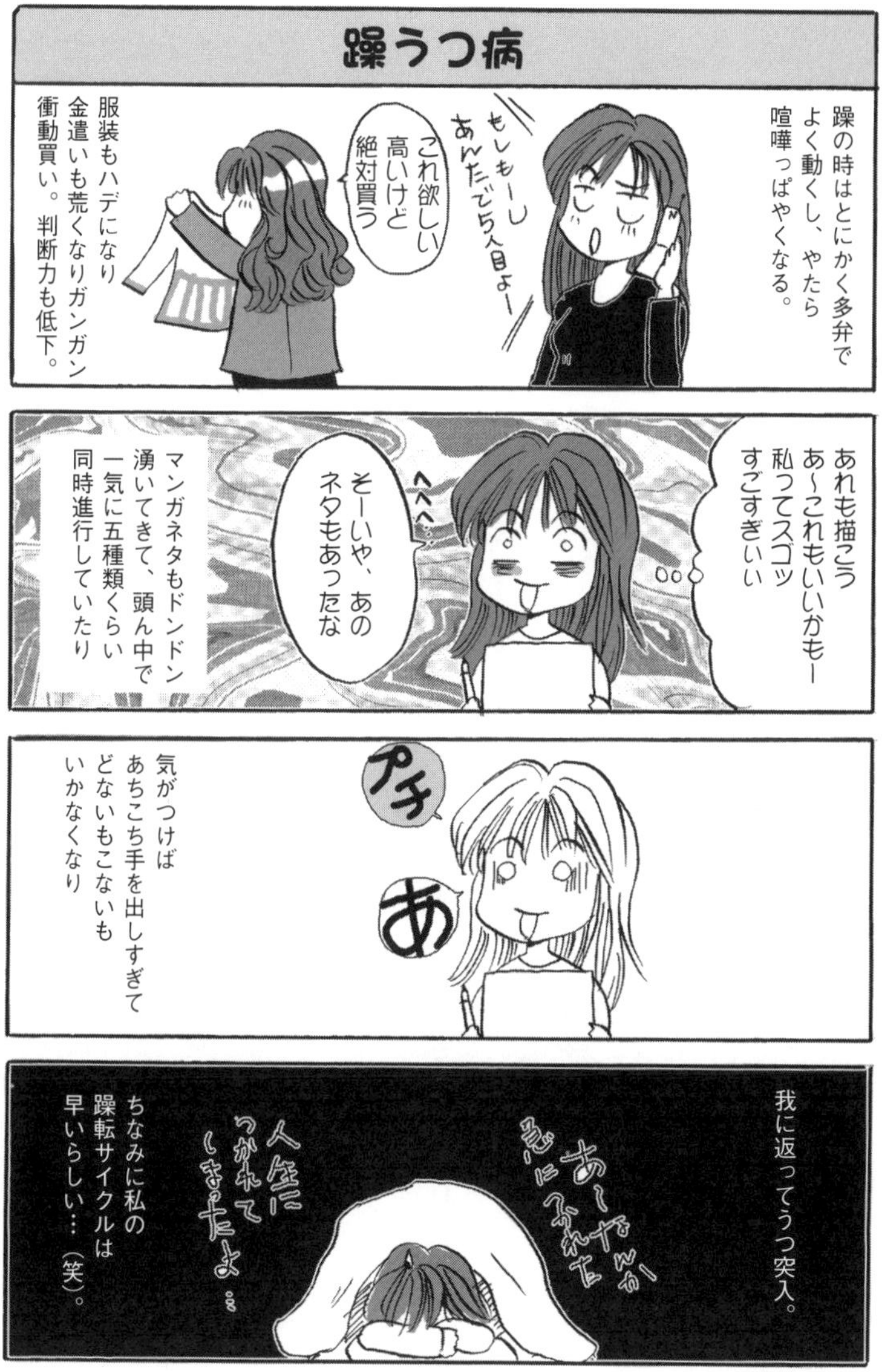
躁うつ病
躁の時はとにかく多弁で よく動くし、やたら 喧嘩っぱやくなる。
もしもーし あんたで5人目よー
これ欲しい 高いけど 絶対買う
服装もハデになり 金遣いも荒くなりガンガン 衝動買い。判断力も低下。
あれも描こう あ～これもいいかも～ 私ってスゴッ すごすぎぃぃ
へへへ…
そーいや、あの ネタもあったな
マンガネタもドンドン 湧いてきて、頭ん中で 一気に五種類くらい 同時進行していたり
プチ
あ
気がつけば あちこち手を出しすぎて どないもこないも いかなくなり
我に返ってうつ突入。
あ～なんか 急につかれた
人生に つかれて しまったよ…
ちなみに私の 躁転サイクルは 早いらしい…（笑）。

摂食障害

過食症や拒食症とはいかないまでも、これに似たようなことはほとんどの女性が経験しているのではないでしょうか？「イライラして過剰に食べてしまう」などよく耳にしますよね。私の場合は、十代の頃からわざとイヤというほど食べては吐くという行為をやっていました。当時は三年ほど続き、二十キロ近くやせました。

妊娠がきっかけで一時期は治ったのですが、イラストやマンガを描く仕事をやりだしてからまた再発したようで、昔ほどにはひどくないものの、仕事が重なったり、精神的に行き詰まったりした時などに過食や拒食が始まります。リストカットもしているのですが、リストカットをする時はそちらのほうに集中し、それに飽きれば過食や拒食、という具合に交互にやってきます。

夏には拒食がひどくて食べ物を受け付けなくなってしまい、一気に八キロほど減ったりもしました。今はお酒のせいですっかり元に戻って、逆にダイエットしなきゃ状態になってしまいましたが、病的にやせるよりはまだマシだわーと思っています。これもできれば早く克服したいなぁと。やっぱり健康的にやせるのが一番ですものね。

摂食障害

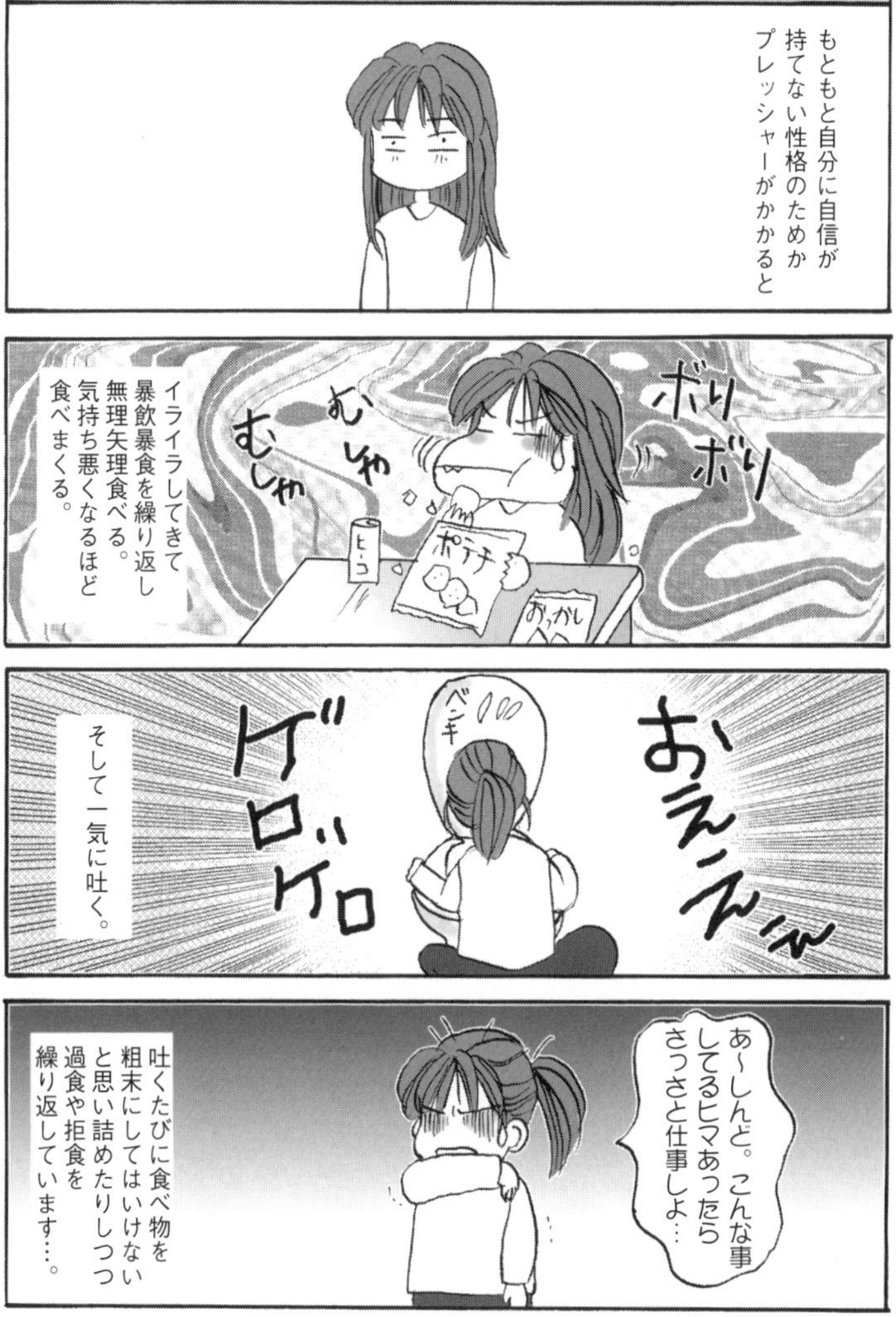
もともと自分に自信が
持てない性格のためか
プレッシャーがかかると
ボリボリ
むしゃ
むしゃ
ポテチ
おっかし
イライラしてきて
暴飲暴食を繰り返し
無理矢理食べる。
気持ち悪くなるほど
食べまくる。
おえ
ベンキ
ゲロゲロ
そして一気に吐く。
あ～しんど。こんな事
してるヒマあったら
さっさと仕事しよ…
吐くたびに食べ物を
粗末にしてはいけない
と思い詰めたりしつつ
過食や拒食を
繰り返しています…。

軽度アルコール依存症

お酒（特にビール）が大好きで、今のところ毎晩飲んでいます。はじめはただ楽しく飲んでいただけだったのですが、飲んでいるうちに「イヤなことを忘れたいがために飲んでいる自分」「飲まなければ眠れない自分」にグレードアップしていることに気づきました。

家族が寝静まった頃、こそこそとビールを買いにコンビニまで足を運んだり、イヤなことがあるたびに浴びるほど飲みまくったりしていたので、「私はアルコール依存症だ」と自覚ができて医師に相談したところ、「寝つけの酒は、寝ているようでちゃんと眠れていないのでよくない」「酒より睡眠薬のほうがよっぽどマシ」というお言葉をいただき、睡眠薬を服用するようになりました。「アルコール依存症」というのは「これも一種の病気なんだ」と開き直れる問題ではなく、私にはどーも自分の意志の問題のような気がしてなりません。

今でも「アルコール依存症」からなかなか抜けきれず、そのうえ飲むと躁転してしまう自分も発見し、ビールを飲みつつ睡眠薬を飲むのでかなり記憶もぶっとびます。それで結構まじめに悩んでたりしますね。軽度のうちに克服したいものであります。

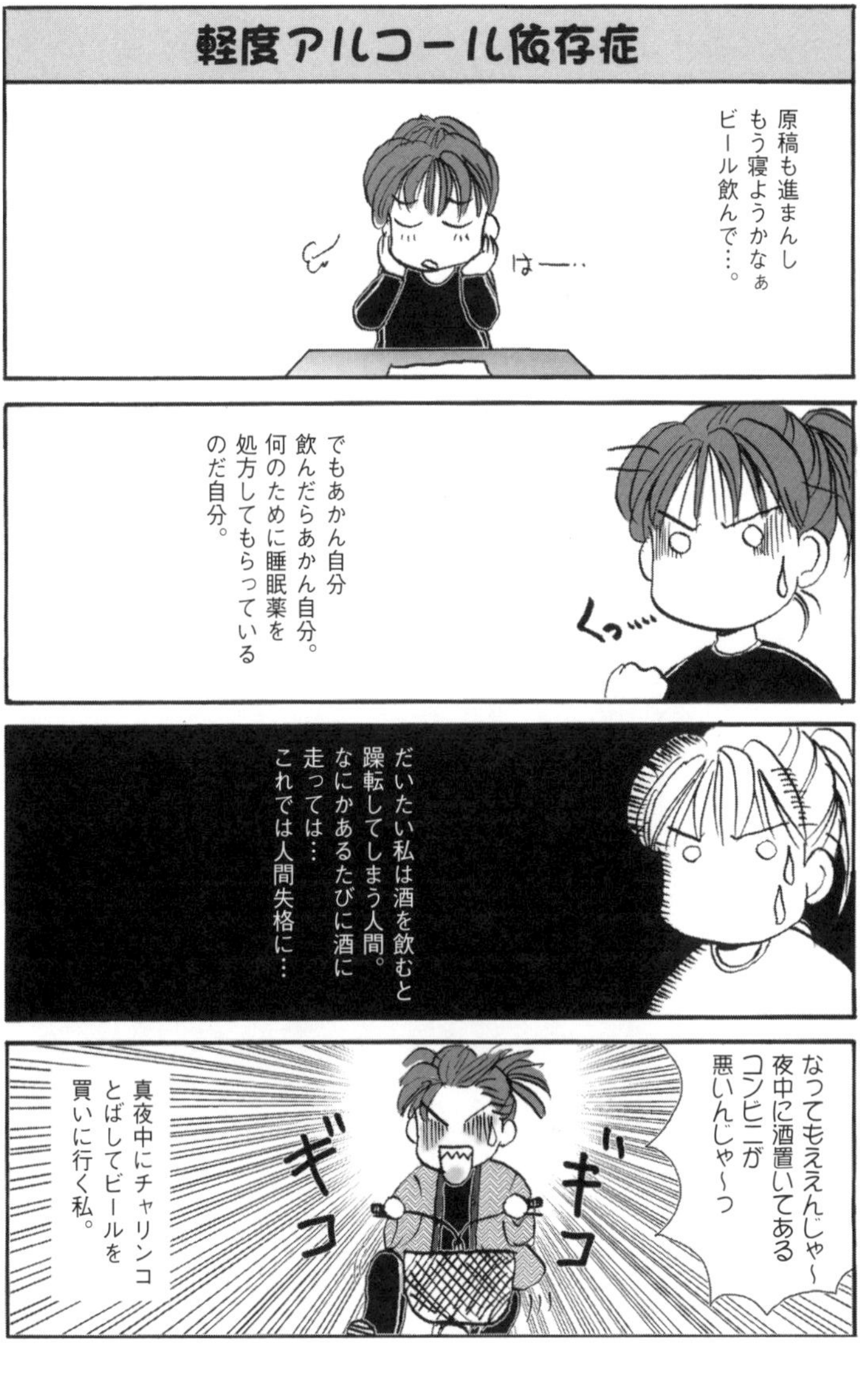

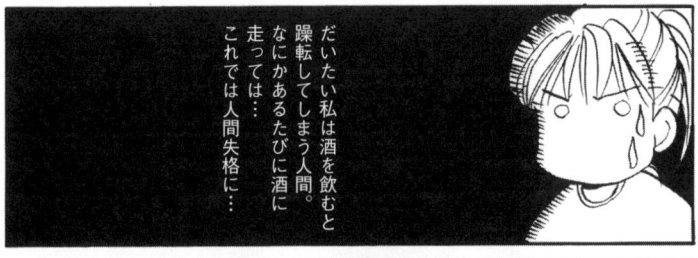

軽度アルコール依存症
原稿も進まんし
もう寝ようかなぁ
ビール飲んで…。
はー…
でもあかん自分
飲んだらあかん自分。
何のために睡眠薬を
処方してもらっている
のだ自分。
くっ…
だいたい私は酒を飲むと
躁転してしまう人間。
なにかあるたびに酒に
走っては…
これでは人間失格に…
なってもええんじゃ～
夜中に酒置いてある
コンビニが
悪いんじゃ～っ
ギコ
ギコ
真夜中にチャリンコ
とばしてビールを
買いに行く私。

強迫神経症――強迫観念

強迫神経症は昔から持っていて、その中でも強迫観念という病状があるって知らなかったんですよね。ただ単に「気にしいな人間」程度で自分を納得させていたんですが、実際、本当にひどかった。電話がかかってこないからといって「嫌われているんじゃないか」などとすごく気にしたり、何かあるたびに被害妄想も出てきたりして、なんで自分はこうなんだろうと自分自身を責めた時もありました。「やはり自分はおかしいんじゃないか?」といろいろ調べていくうち、強迫観念が原因でうつ状態に突入することなどがだんだんわかってきて、主治医に相談しました。すると「それって強迫神経症やん」。主治医のこの言葉で「なんだこれってちゃんとした病気やん」と変に安心した覚えが。

今は抗不安薬などで状態はかなり良くなってきて、被害妄想がなくなり、多少何か気になることがあっても、自分を追い詰めることもなくなりました。

薬のおかげで確実に回復に向かっております。

強迫神経症――強迫観念

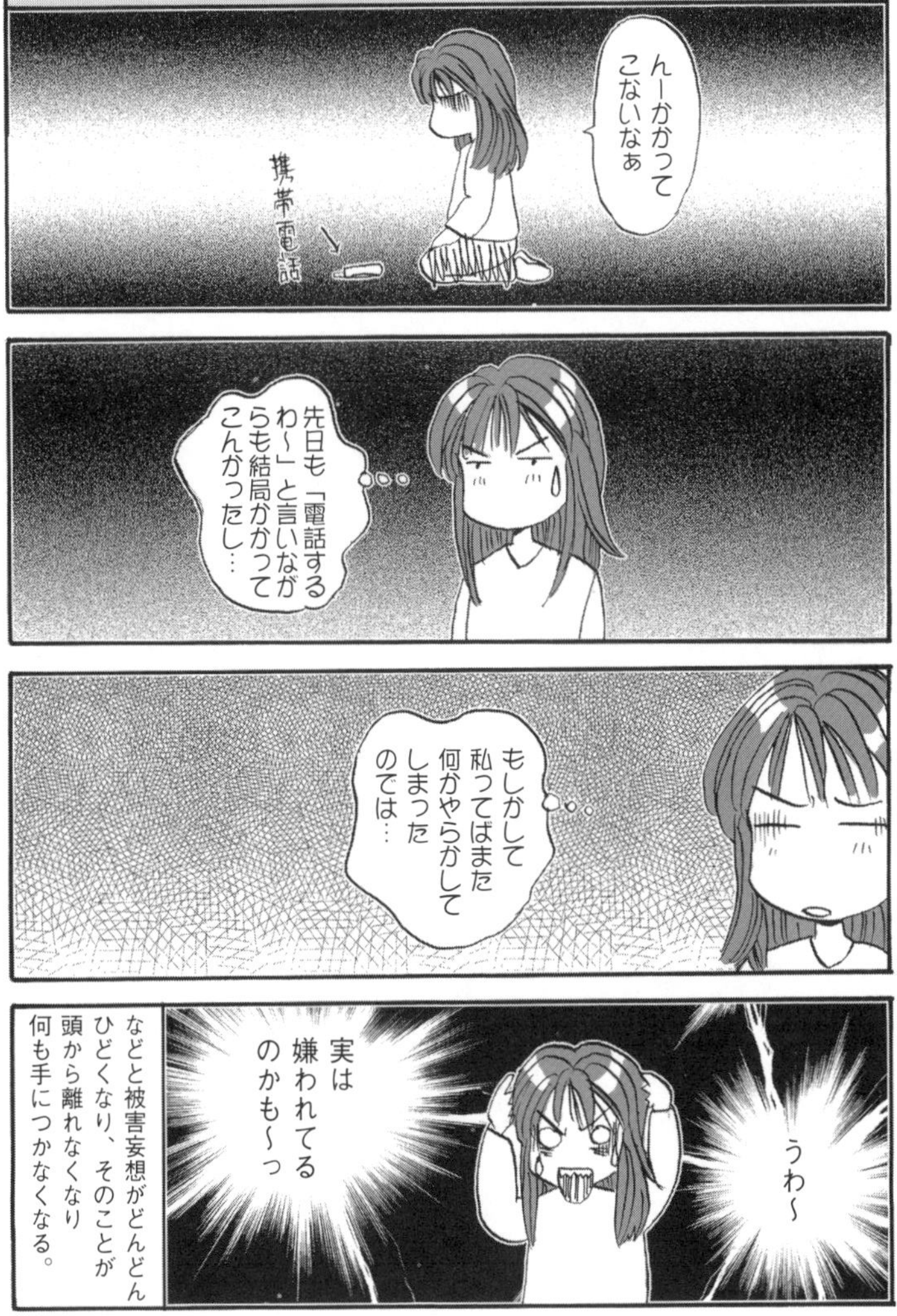
んーかかってこないなぁ
携帯電話
先日も「電話するわ〜」と言いながらも結局かかってこんかったし…
もしかして私ってばまた何かやらかしてしまったのでは…
うわ〜
実は嫌われてるのかも〜っ
などと被害妄想がどんどんひどくなり、そのことが頭から離れなくなり何も手につかなくなる。

強迫神経症——強迫行為

恥ずかしいことに「強迫観念」と同じく、こちらも昔から持っていたんですよね……。自分ってヤツは……って感じです。

この強迫行為もひどいもんで、私の場合は「確認強迫」というものです。強迫行為は手などを洗い続ける「洗浄行為」のみだと思い込んでいたのですが、やっている内容は同じことだったんですよね。

出かけるたびにガスの元栓は締めたか、戸締まりやタバコの火の始末はしたか、などなど、家を出た後になってむちゃくちゃ気になり出すんですよね。そして何度も何度も家に戻り、何度も何度も確認して「これで大丈夫、さぁ行こう」と一人納得し、外へ出るんですが、またまた不安になってきて家に戻り……。もうエンドレス状態。こんなことを毎回やっているので約束の時間に遅れ、友人から時間にルーズと思われることもありました。

こちらのほうも薬でだいぶ落ち着いてきましたが、回数は減ったもののまだ確認行為をやっています。そのため、一人で外に出るのは一苦労です。

強迫神経症——強迫行為

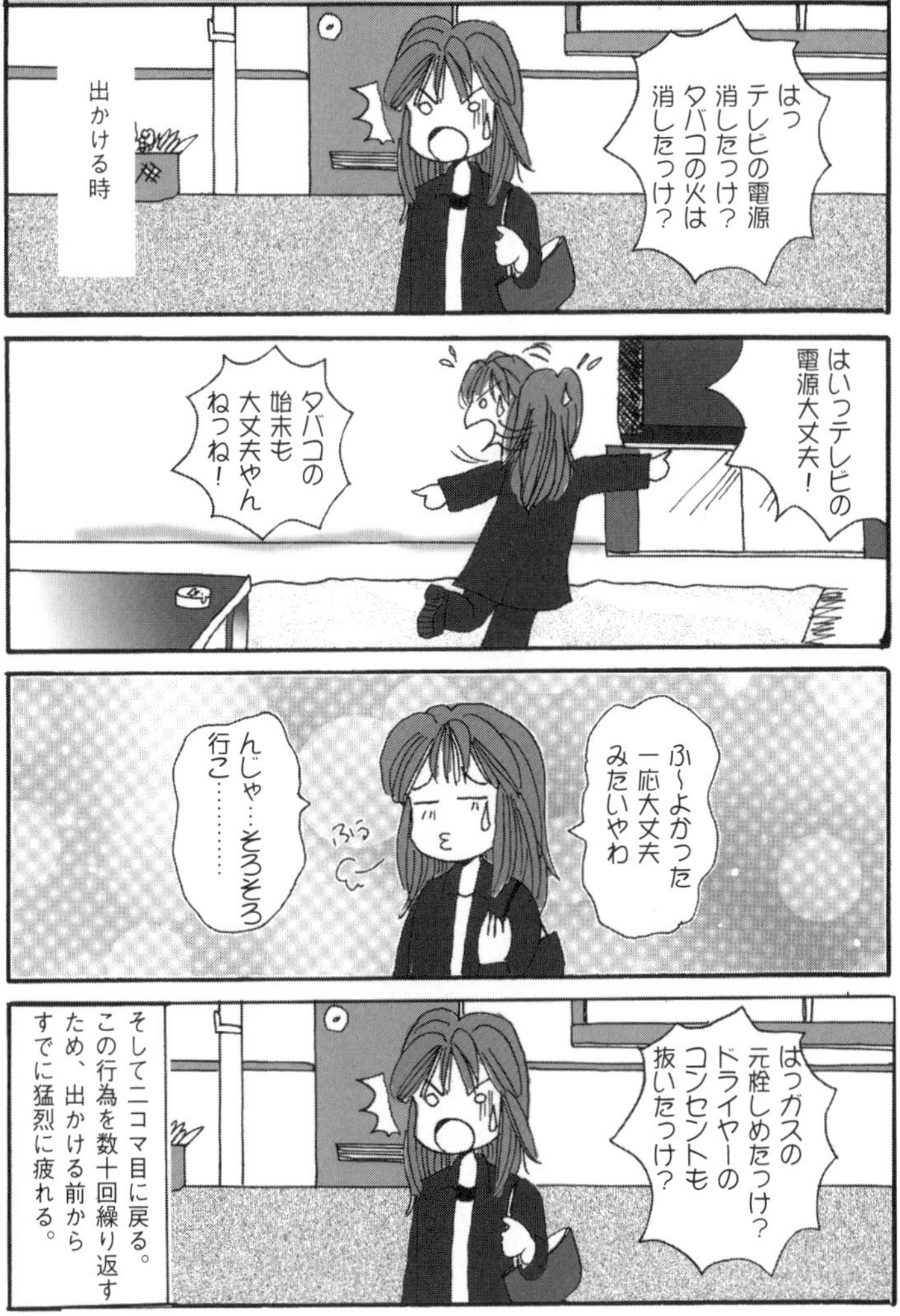
はっ
テレビの電源消したっけ?
タバコの火は消したっけ?
出かける時
はいっテレビの電源大丈夫!
タバコの始末も大丈夫やんねっね!
ふ〜よかった
一応大丈夫みたいやわ
ふぅ
んじゃ…そろそろ行こ………
はっガスの元栓しめたっけ?
ドライヤーのコンセントも抜いたっけ?
そして二コマ目に戻る。この行為を数十回繰り返すため、出かける前からすでに猛烈に疲れる。

軽度の不安神経症（パニック障害）

私の場合は軽度の不安神経症なので、重度の人よりも苦しさはマシなのですが、軽度でもつらい時はつらいです。

なんの前ぶれもなく急に不安が押し寄せてきて、心臓がバクついて止まらなかったり息苦しくなったりして、初めて乗る電車だと、もうパニック状態になってしまいます。

一番ひどかった時は、夜中に突如心臓付近が痛くなり呼吸困難になりかけたので、ダンナに「救急車呼んでくれ！」と叫びながらのたうちまわっていたのですが、睡眠薬を飲んでいたので、気がついたら朝になっていました。……いったい何やったんやろ状態。

パニック障害は、病院で検査を受けても、どこも異常が認められないので、もしあの時、救急車を呼んでいたら大恥をかくところでした。

この病状はやはり薬のおかげか、かなり良くなってきて、今はあまりドキドキすることがなくなり、楽になってきました。やっぱり効くもんですねー、抗不安薬や抗うつ薬って。

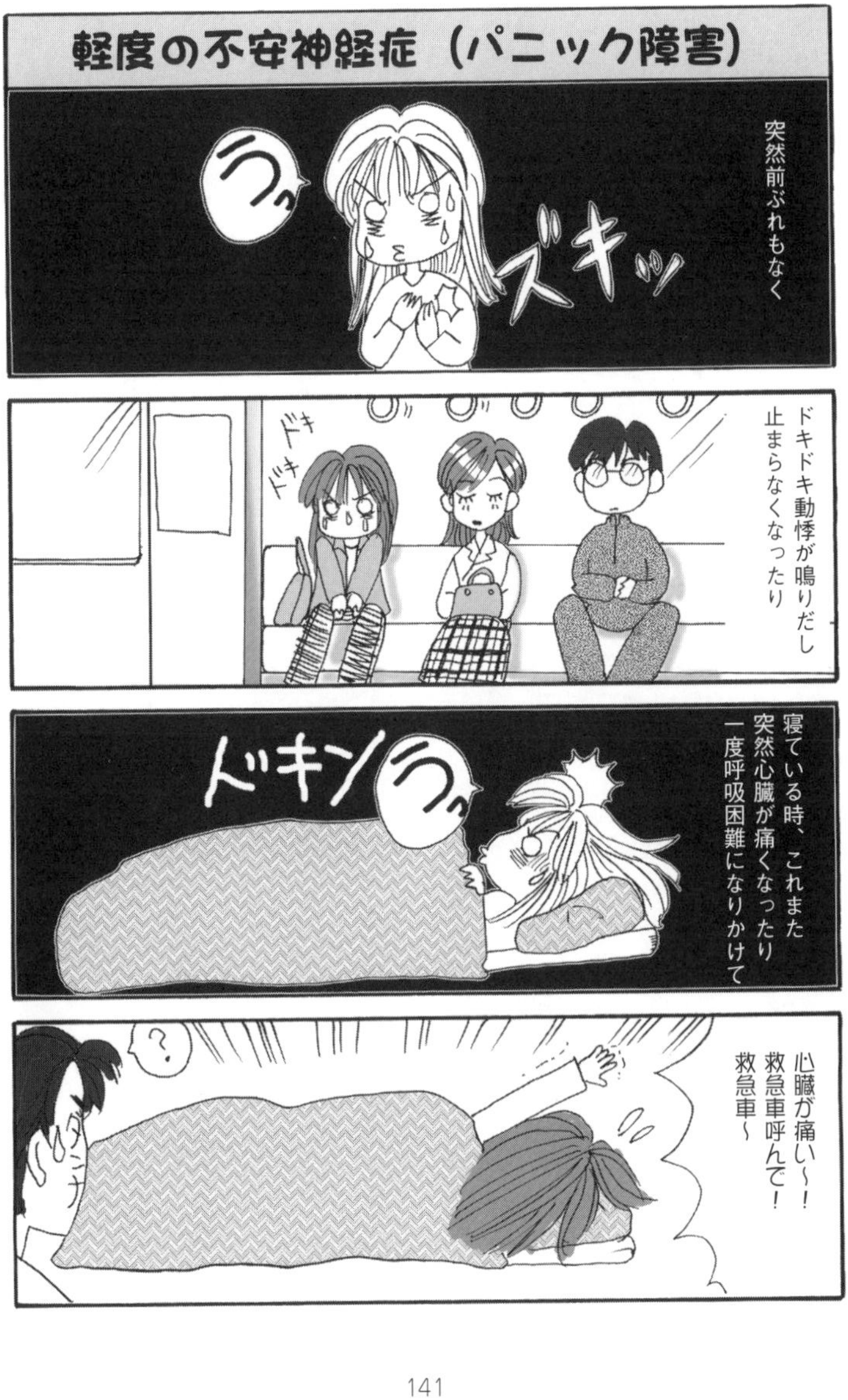
軽度の不安神経症（パニック障害）
突然前ぶれもなく
うっ
ズキッ
ドキドキ動悸が鳴りだし
止まらなくなったり
ドキドキ
寝ている時、これまた
突然心臓が痛くなったり
一度呼吸困難になりかけて
うっ
ドキン
心臓が痛い～！
救急車呼んで！
救急車～
？

リストカット

私の場合は死ぬ気は全くなくて、イライラしたりプレッシャーがかかったりすると、自分に八つ当たりする意味でついつい腕とかを切っちゃいます。あと、気合い入れみたいなところもあるな。

ダラダラ出てくる血を見ると、体内の汚いものが出た感じがしてスッとするんですよね。何十カ所も傷あとがありますが、別に気にしていないし、いつかはやめられるだろうと楽天的に考えるようになりました。

原稿描く時って創作する作業なもんだから、その間って頭ん中はすごいことになっているんですよね（私の場合）。で、イライラしてきて「切りたい衝動」に駆られてしまいます。昔は過食や拒食でうさばらしをしていましたが、今では、どっちかといえばリストカットするほうが多くなってきました。縫うほど切ってしまった時は、一週間毎日消毒に病院へ行かなきゃいけなくてえらい目にあったので、今は手加減してうさばらしをしています。

以上は私の場合で、リストカットする人の心理状態にはいろいろあるようで、人それぞれです。

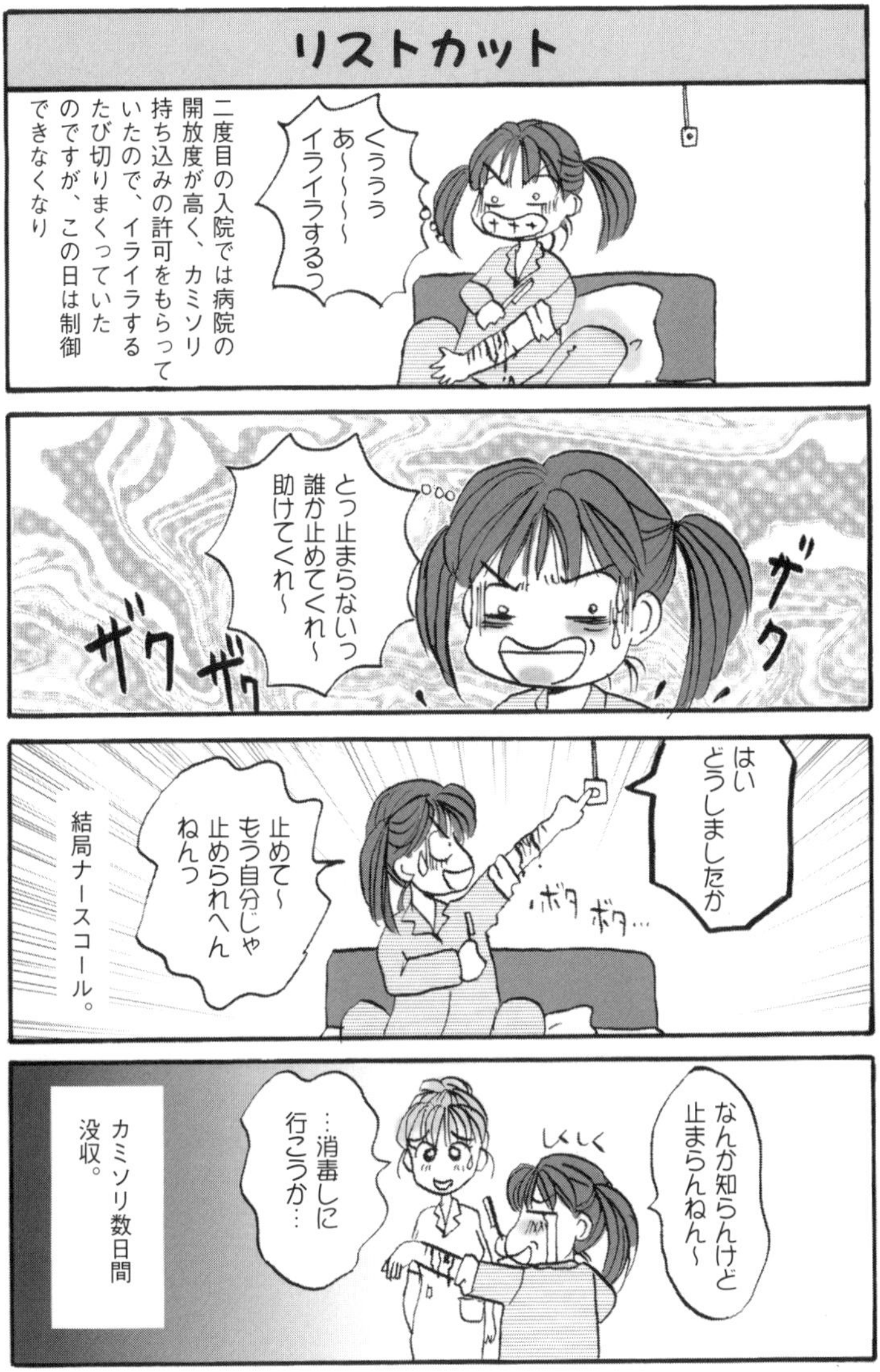
リストカット
くううう
あ〜〜〜〜
イライラするうっ
二度目の入院では病院の開放度が高く、カミソリ持ち込みの許可をもらっていたので、イライラするたび切りまくっていたのですが、この日は制御できなくなり
とっ止まらないいっ
誰か止めてくれ〜
助けてくれ〜
ザク
ザクザク
はい
どうしましたか
ポタ ポタ…
止めて〜
もう自分じゃ
止められへん
ねんっ
結局ナースコール。
なんか知らんけど
止まらんねん〜
しくしく
…消毒しに
行こうか…
カミソリ数日間
没収。

オーバードース（OD）

その日はやたら調子が良くて、朝からサクサク身体が動くのでとっても良さげだったんですが、これが落とし穴だったようで。

前日までの私は軽いうつ状態になっていて、ダルいながらなんとか動いていた状態だったのに、突然軽やかに身体を動かせた喜びで、何でこんなに動けるんだ？という疑問がわかず、「躁転」という言葉をすっかり忘れておりました。

調子にのって動いたぶん、夕方近くなってから急にしんどくなってきて、身体と心のバランスがめちゃくちゃになってしまったらしく、何を思ったのか、目についた薬をあるだけ飲んでしまいました。

救急車を呼んでくれたのは、友人でございました。一般病院で胃洗浄をしたのですが、その後受け入れてくれる精神科病院が見つからず、救急車の中に五時間ほどいたらしい。救急隊員さんはとても懸命に対応してくださったのに受け入れる側の病院（通院してたのになぁ）が拒否したのもどうかと思いますが、まぁOD（大量服薬）した自分が悪かったということで。

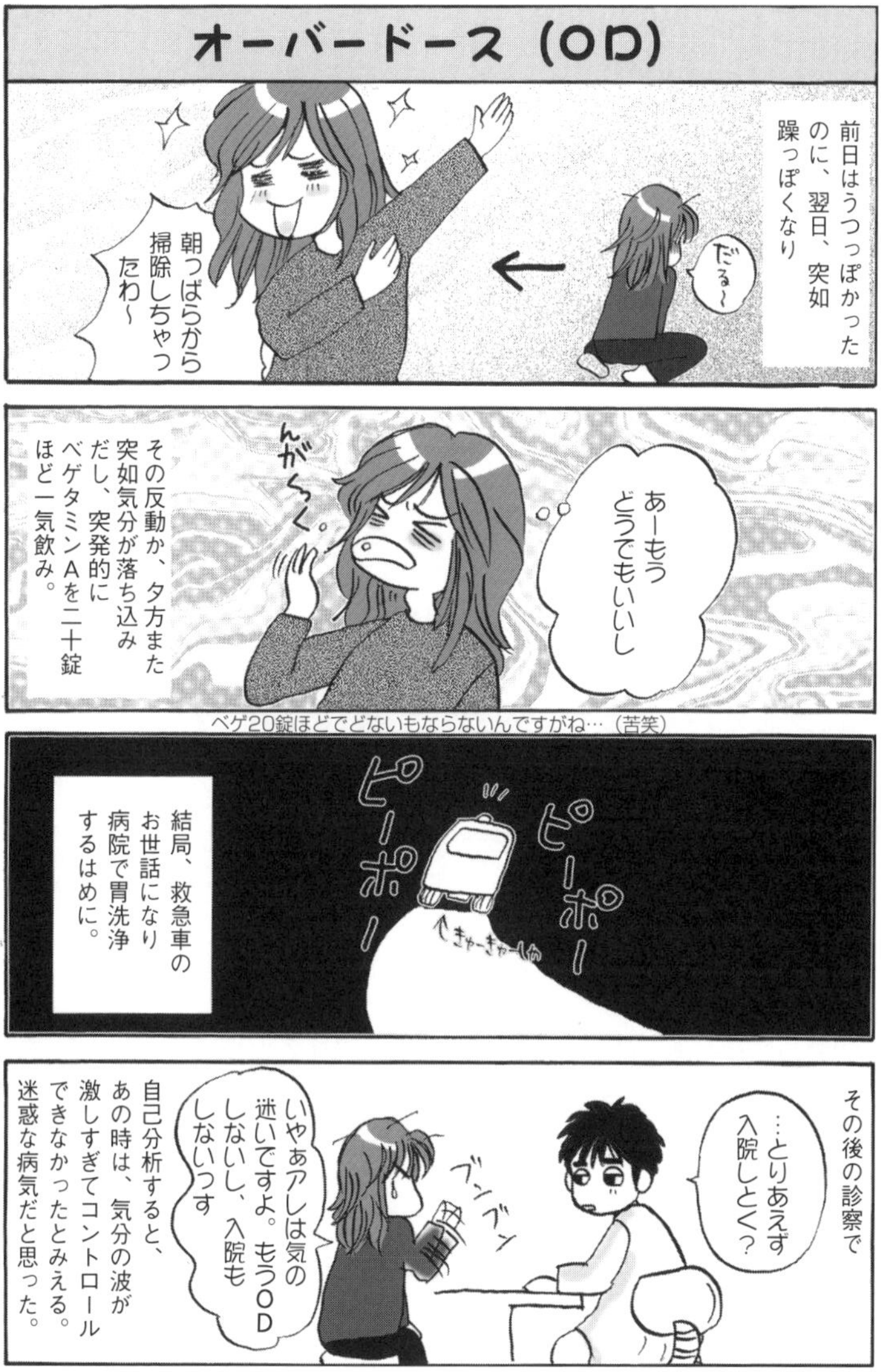
オーバードース（OD）
前日はうつっぽかったのに、翌日、突如躁っぽくなり
だる〜
朝っぱらから掃除しちゃったわ〜
その反動か、夕方また突如気分が落ち込みだし、突発的にベゲタミンAを二十錠ほど一気飲み。
あーもうどうでもいいし
ベゲ20錠ほどでどないもならないんですがね…（苦笑）
結局、救急車のお世話になり病院で胃洗浄するはめに。
ピーポーピーポー
きゅーきゅーしゃ
その後の診察で
…とりあえず入院しとく？
いやぁアレは気の迷いですよ。もうODしないし、入院もしないっす
ブンブン
自己分析すると、あの時は、気分の波が激しすぎてコントロールできなかったとみえる。迷惑な病気だと思った。

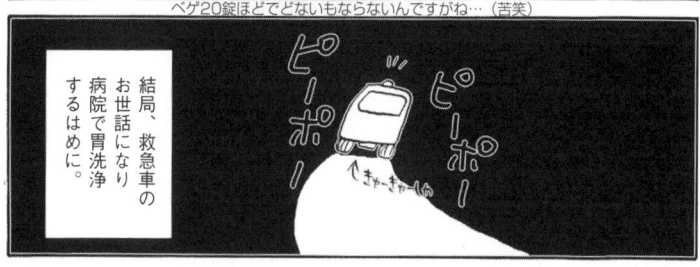

なんだかんだで入院は免れたのでよかったです。

実はＯＤするのは二度目だったり。二回とも「躁うつ混合状態、突発的にやりました」だったような気がします。

かなり周りに迷惑をかけるので、もう絶対しません（恥）。

そして現在

かなり苦しませてくれた躁うつ病やその他もろもろの病気でありますが、自分自身を見つめ直す時期でもありました。

以前は一日三十錠近く飲んでいた薬は、現在、抗不安薬三種類だけとなり、抗うつ薬・抗躁薬は飲んでおりません。もちろん主治医と相談の上での結果です。やはり気分の波は相変わらず普通の人より激しいのですが、波のサイクルがわかるようになってきました。だから「あ、やばいかも」と感じるような時も抗不安薬のみでコントロールできていて、躁うつ病完全体までには至りません。ほかに持っている病気も、たまに顔を出す程度になりました。

なぜ今こうしてなんとかフツーに生活できるようになったのか?と、ちょこちょこ自問自答していたのですが、突き止めた。自分にとって負担だったものがかなり軽くなったのでありますす。ちょっと「攻略」できたかもしれない。

あたし的攻略法は「なんでこうなってしまったのか」と、まず自分のストレスの原因を探ることでした。もちろんまったく無理せず、考えちゃおうかなぁ?と軽く思える時などね。

なんちゃって自己分析ですな。きっと誰でもストレスの原因を突き止めることができるはず。当てはまるものが出てきたら、ストレスの原因は自分の中で潔く削除。また深い心理を探ってみると、「親」という原因に辿り着く場合が往々にしてありますが、今さら親を責めたり憎んだりしても時間が無駄なだけで、見切りをつけてしまったほうが吉。肉親との問題、そんなに簡単に削除できないことというのは理解できますが、自分のためにも許してあげましょう。どれだけ時間がかかっても、開き直る努力をするしか解決方法はないと思います。躁うつ病やうつ病は、まずストレスを軽くするのが治療の第一歩なので、可愛い自分の心と身体（自分を見捨てないでくださいね）、できる限りストレスを取り除いてあげましょう。でも原因を探ることによって、病状が悪化することもありますから、そういう方にはおすすめできないかもしれませんね。

それから、自分の生活すべてに関して「頑張る」ということをやめてみました。幸い私にはダンナがいてくれるおかげで、貧乏ながらも衣食住は確保できているし、自分自身の存在を認めてもらいたい一心から仕事というものにかなり執着していましたが、これが病状悪化を招くんだと悟り、連載している仕事のみ頑張ることにして、躁状態の時に取ってきた何件かの仕事はバッサリ手放しました。それにはなかなか根性が要りましたが、結果はよかった。

躁うつ病になったことについてはじめは「なんという病気になってしまったんだ、一生治らないんだぜ?」と悲観して自分が病気であることを隠していましたが、隠すことが苦痛になってきて（なぜなら白黒パンダ性格――白黒はっきりさせたい性格――だから）「精神病院に通院して何が悪い、躁うつ病は立派な病気だから何も隠すことはない」と思いきり「開き直り精神」が芽ばえ、「隠さなきゃいかん頑張り」というのもやめました。家事・育児もほとんど放棄して、わが子の学級担任の先生にも病状を伝え、学校行事もほとんど不参加。身内、近所、友人と、甘えられる人や状況にはとことん甘え、ただただダラダラ過ごしておりました。もちろん周りから偏見の目があったのも承知です。でも自分にとっては開き直りは大事なことで、おかげでかなりストレス解消につながりました。

そして一番のストレスだった借金。十年以上、借金とイヤイヤ暮らしていましたが、ここへきてついに大きな金額を返金することができ、ここからですね、病状が急激に軽くなってきたのは。

仕事の関係上長期入院はしませんでしたが、これも結構効果があった気がします。初めての入院の時、そこは閉鎖病棟だし、いろんな病状の患者さんが多く入院していたため、そんな中に比較的病状の軽かった私を入院させるのは、最初はどんなもんだろ?と主治医は思っていたようですが、私は、いざ入院してみて、実際いろんな病状の方々を目にすると、よくもまぁこんなに多くの患者さんがいるもんだと感心したものです。「病状の軽い人」から「もうダメなんじゃないの？な人」まで。そして皆さん明るくてすごく優しいんですよね。表面では病気のことは悲観せず（自分の病気をわかっていない人もいましたが）入院生活を送る人が多かったように見えました。閉鎖病棟の時は、うつから軽躁モードに躁転していたので、皆とたくさんお話をして、ただ楽しかった。二度目の入院でも（開放病棟で、ここはうつ病患者が主に入院していました）みんな励まし合って入院生活を送っていて、「しんどい、つらい」と言いながらも、病院から職場に通勤して頑張っている人もいました。この根性はすごいと思いましたね。いろーんな病気をかかえている方々と接したことで、つらいのは私だけじゃないと思えてきて、その姿に励まされたものです。

そして、もちろん私は「薬は飲まなきゃいけないと思う派」なのですが、密かに薬にも問題があると思うな。いや、薬というより「薬に依存してしまうパターン」です。長期にわたって服用すると依存してしまう時期が必ずあると思います。大量の薬→つらい副作用→自分はひどく重度な病人（悲観）→だから頼る→もっと服用→さらに大量の薬……。もう迷路《ラビリンス》状態。こうなると、どんどん薬の量が増えていくし悲観度も高くなっていくので（少なくとも私はそうだった)、ますます身も心も病んでしまいます。これをどう乗り越えるか。私の場合、向精神薬服用二年半ほどで、幸か不幸か風邪をこじらせたのが原因で、とうとう胃が悲鳴をあげました(笑)。大好きな酒もタバコも受け付けなくなってしまい、もちろん向精神薬も飲めなくなってしまい、飲むたびにゲロゲロ、もーつらくてつらくて、うつ状態が続きましたが、寝込んでいたらなんだかすべてがバカバカしくなってしまい、笑いまで出てくるありさま。そうなったとたん、薬への執着がピタリと止まりました。なんか疲れちゃったんでしょう。薬は絶対飲まなきゃ回復しないし欠かせないものですが、あくまでも「助っ人君」だと思ったほうがいい。ここから意識的に薬を減らしていく努力をしました(依存していたのでね)。

この病気は、環境の変化で病状が大きく変動するので、周りの人間の理解はもちろん必要不可欠ですが、「でも誰もわかってくれないもん」「でも病気なんだから仕方ないもん」と、「でもでも」と逃げて一方的に人に頼っているだけではダメで、自分自身で病状を軽くする環境を作り上げる努力をすることも私は必要だと思います。どんな病気だってそう。もちろん焦らなくてもいい、ゆっくりでいいんです。そうすることで何かが必ず変わってくると期待したいものです。

幸い私の場合は軽度だったし、周囲の助けを借りられたため、短い期間でほとんど良くなったようですが、いつ飛び出すかわからない躁うつ病。しかも薬の服用も「もう飲まない」とあえてやめて抗不安薬だけにしたので、油断は禁物です（笑）。現に今でもとりあえず通院はしているわけですから、やはり一生付き合っていかなければいけない病気だということを痛感しました。また、主治医いわく、私の場合は特殊で「人に認めてもらうことによって改善する」らしく、そういうケースもあるんだなぁと実感。

どちらかと言えば躁のほうがきつかった私なので、ずっと駆け足で突っ走ってきた気がします。もう牛歩（古）でいいので、ゆっくり歩いていきたいもんですね。

第7章　おまけ

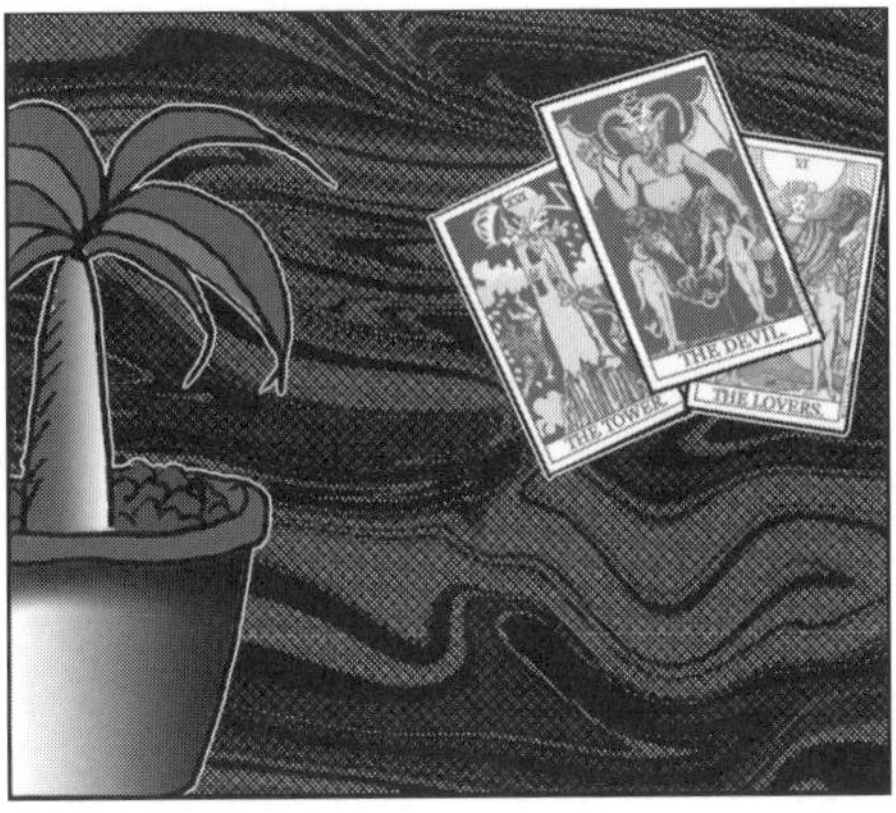

ダンディYさん

Yさんは開放病棟で入院している時に知り合ったうつ病患者さんで、とっても優しいダンディなおじさま。しかも毎日歩いて運動するなどやたら元気な人で、しゃべることも面白いし、ホンマにうつ病なんか？と疑いを抱いてしまうほどでした。

そんな彼は、三カ月ほど入院していて病院の居心地がよかったらしく、もっと入院するつもりだったみたい。医師から強制退院を命じられた時は、ショックを受けていたようです。私なんて二週間で入院に飽きちゃったのに。

自分に合った環境の病院に入院すれば、病状もやはり回復するもんですね。

余談ですが、別の患者でここの病棟に一年以上入院している人がいて、これまた明るいうつ病患者さん。病院にいれば、やはり心の負担も軽くなるんでしょうね。しかし、他人事《ひとごと》ながら今後あの人はどう社会復帰するんだろう……と心配にはなりました（笑）。Yさんの場合は、無職ではないので退院しても以前の職場に復帰できるらしく、病気で職を失って困っている患者さんが多いなか、結構幸せかもしれないと思った。

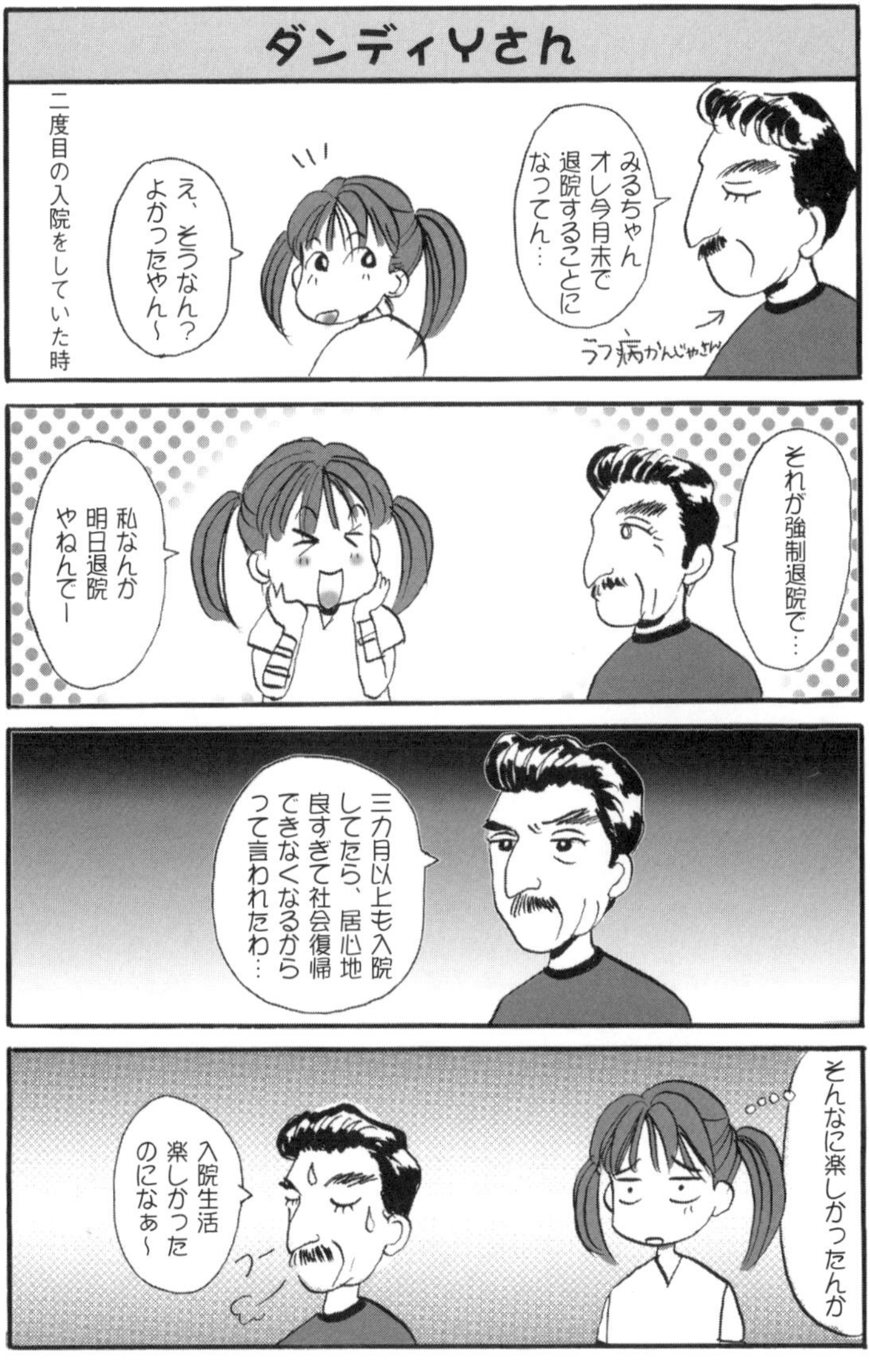
ダンディYさん
みるちゃん オレ今月末で 退院することに なってん…
うつ病かんじゃさん
え、そうなん？ よかったやん～
二度目の入院をしていた時
それが強制退院で…
私なんか 明日退院 やねんでー
三カ月以上も入院 してたら、居心地 良すぎて社会復帰 できなくなるから って言われたわ…
そんなに楽しかったんか
入院生活 楽しかった のになぁ～
フー

ぐるぐる巻き

こちらも開放病棟に入院していた時のこと。私がイライラ解消にカッティングしているのを主治医が了解していたため、カミソリは持ち込みＯＫだったのですが、毎日切りまくっていたので腕にはいつもガーゼが巻かれており、いい加減見慣れた光景だろうに、みんなによく笑われておりました。

初めて入院した場所が閉鎖病棟だったのでこれがハードすぎたためか、かなり印象に残っており、あまりに笑いの絶えない明るく平和な病棟に内心「なんで皆そんなに明るいんだ？」と疑問を抱くほどでしたが、やはり入院先の環境によるのでしょう。みんな友達、という感じで和気あいあいとしておりました。んじゃもう退院できるんではないか？と思ったりしますが、「ここでは快調だけど、家に帰るとつらくなる」と皆さん口を揃えて言っていました。

ちなみに、私にはこのマッタリ感がダメだったようで、逆に焦りや不安が出てきて些細なことでケンカしたりいちゃもんつけたりと、最後には早く退院したい！になってしまい、ひと月ほど入院する予定が二週間ほどで出てきてしまいました（笑）。私には長期入院は向いていないようです。でも短期入院という手は、大吉でした。

ぐるぐる巻き

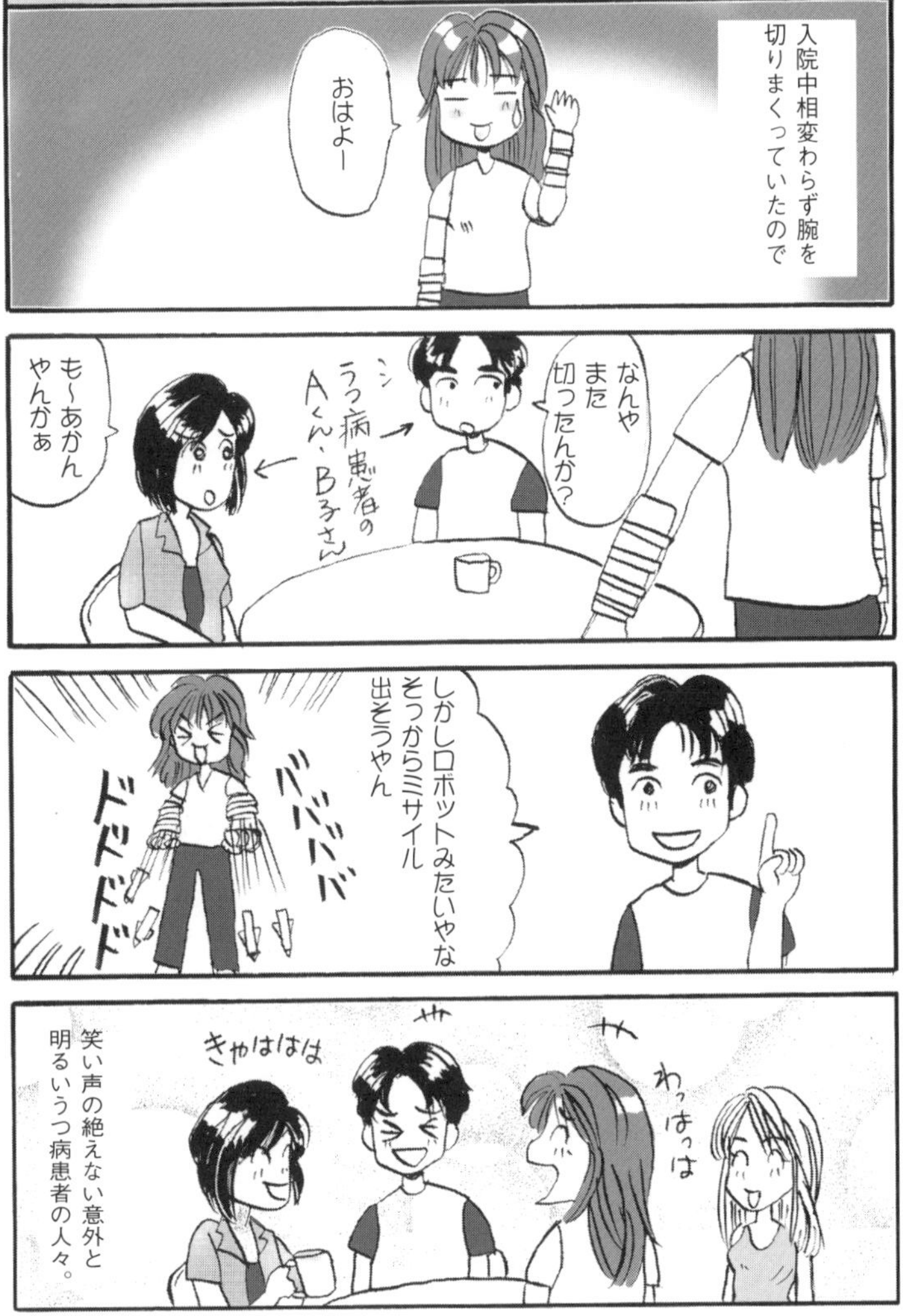
入院中相変わらず腕を切りまくっていたので
おはよー
なんや
また
切ったんか？
うつ病患者のAくん、B子さん
も～あかん
やんかぁ
しかしロボットみたいやな
そっからミサイル
出そうやん
ババババ
ドドドドド
ザ
わっはっは
ザ
きゃははは
笑い声の絶えない意外と
明るいうつ病患者の人々。

Iちゃん

Iちゃんは閉鎖病棟入院中に知り合った人（男）。歌が大好きで、よく一人で歌っていた。一度話しかければ延々としゃべり続けるので、少々疲れる人（しかもぼそぼそ話すので何をしゃべっているのか意味不明だった）だが、唯一の躁うつ病仲間ということで親近感も湧いていた。それなのに、いつの間にか「僕は統合失調症やねん」と言い出したのでなんか寂しい（笑）。でも妄想とか幻覚とか見ないねんなぁ〜と言っていたので単純型統合失調症とかいうタイプなのだろうか？　統合失調症にもいろいろあるんだろうなぁ。

Iちゃんは今は退院して、デイケア（社会復帰訓練所）に通っていて、「仕事したい」と訴えているので、早く見つけられればいいのにねーと会うたびお話をしている。

とにかくIちゃんは笑顔が本当に可愛くて優しい人。母性本能をくすぐる（って四十過ぎの殿方に向かって失礼な話だが）。統合失調症と聞けば構えてしまう人もいると思いますが、実は怖がりな人が多く、話せばたいていは優しい人が多いです。入院時は、統合失調症の方々によく遊んでもらっていました（ちなみに、「統合失調症」は以前は「精神分裂病」と呼ばれていましたが、改称されました）。

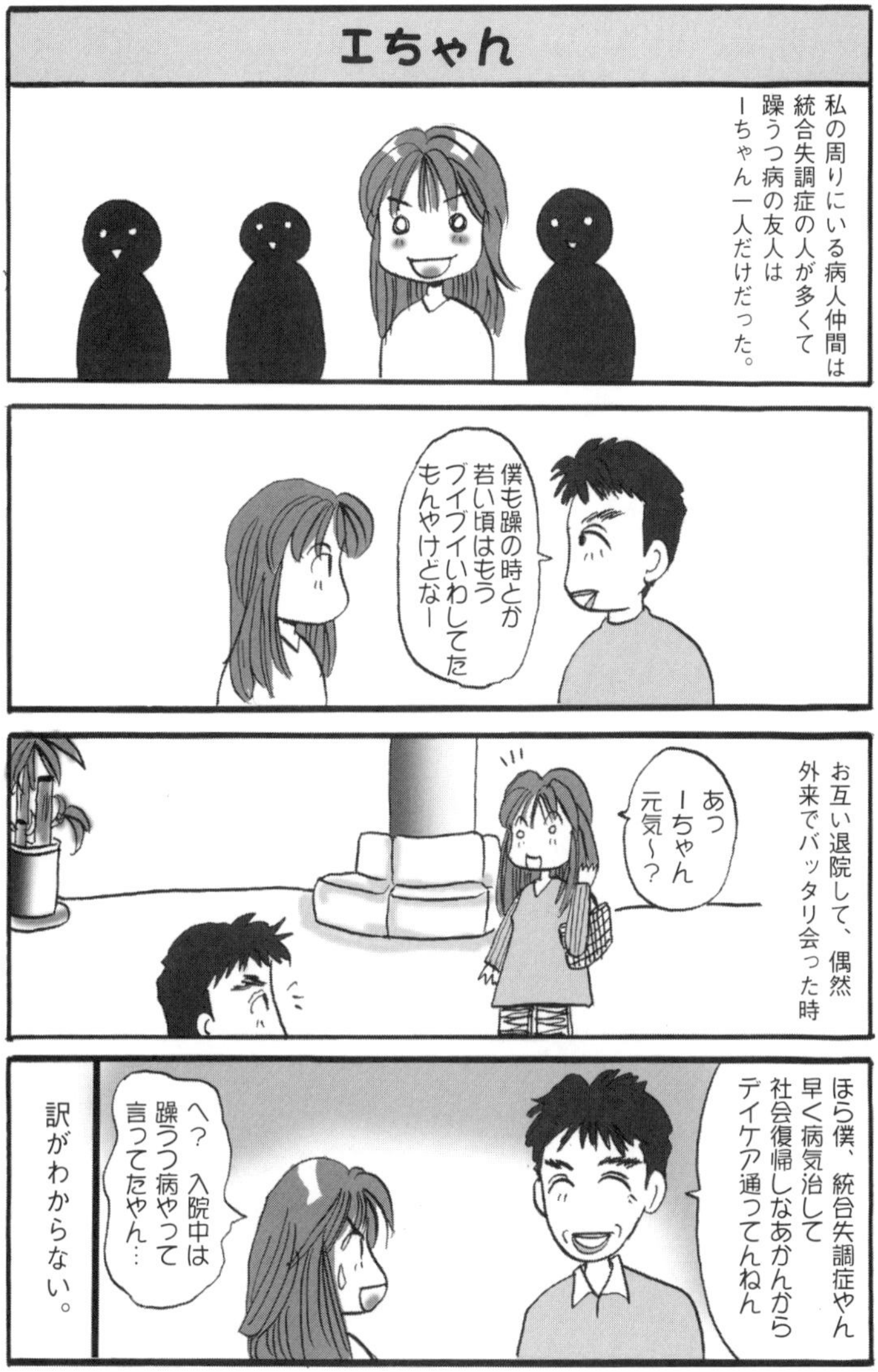
Iちゃん
私の周りにいる病人仲間は統合失調症の人が多くて躁うつ病の友人はIちゃん一人だけだった。
僕も躁の時とか若い頃はもうブイブイいわしてたもんやけどなー
お互い退院して、偶然外来でバッタリ会った時
あっIちゃん元気〜？
ほら僕、統合失調症やん早く病気治して社会復帰しなあかんからデイケア通ってんねん
へ？入院中は躁うつ病やって言ってたやん…
訳がわからない。

いまだに悔やんでいること

躁うつ病って、躁の時はすんごい威力を発揮しますよね。あまりのパワーに自分本来のレベルがついていけなくて結局燃料切れして、ダウンしてしまう……（笑）。

私もそのパターンで何度も失敗しております。躁の時期にやたら売り込みをしまくり、それがなぜかうまい具合に受け入れてもらえたりして、仕事も増えるんですが、どんどこなせなくなっていくんですよね。その当時、躁のおかげか連載カットやマンガ、四、五本ほど持っていて、自分の能力ではもう十分じゃないかって思うくらいだったんですが、以前声をかけていた編集部から「六ページもののマンガを一本描いてみないか」という連絡が入り、イケイケな自分が断るはずもなく二つ返事で引き受けたのですが、その直後、うつ突入で結局はお流れに（アホですね）。自分はやはり普通に仕事ができないのか？と少しの間へコみました（笑）。

今は仕事も減らして（入ってこないともいう）落ち着いているし「もっと仕事！」と欲が出ることもありませんが、お流れになったマンガ掲載の話は、今でも少し悔いが残っています。しかし文字もまともに書けない状態でよく仕事をやっていたものです（さすがは躁。笑）。

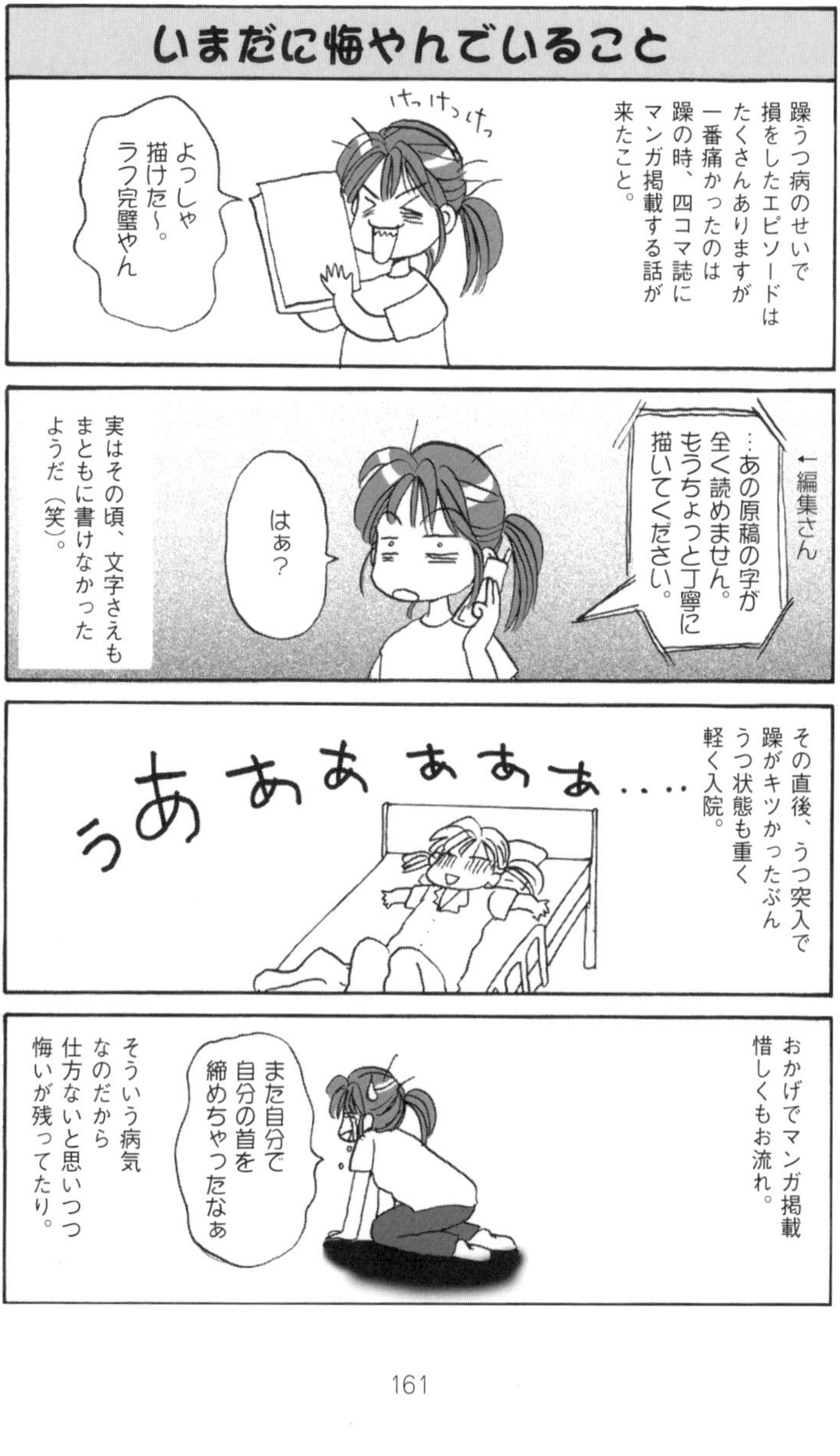
いまだに悔やんでいること
躁うつ病のせいで損をしたエピソードはたくさんありますが一番痛かったのは躁の時、四コマ誌にマンガ掲載する話が来たこと。
けっけっけっ
よっしゃ描けた〜。ラフ完璧やん
←編集さん
…あの原稿の字が全く読めません。もうちょっと丁寧に描いてください。
はぁ？
実はその頃、文字さえもまともに書けなかったようだ（笑）。
その直後、うつ突入で躁がキツかったぶんうつ状態も重く軽く入院。
うあああああ….
おかげでマンガ掲載惜しくもお流れ。
また自分で自分の首を締めちゃったなぁ
そういう病気なのだから仕方ないと思いつつ悔いが残ってたり。

いつも低めがちょうど良さげ

診察の時に「うつっぽくてしんどい」と主治医に訴えるたび、「そのくらいがちょうどいいよ」と言われていたことがあります。

自分ではダルくて仕方がないし、家事も仕事もギリギリの状態でやっているんだし、こんなダルい状態なら、いっそのことセコセコ動ける軽躁のほうが絶対マシ！　などと思っていたんですが、いろいろ考えるとそうでもないんですよね。……だって私の場合、だいたい軽躁で終わるわけないんですもの。とくに軽躁になった日には、必ずアクセルをもっと踏んで暴走し、ブレーキがきかなくなり（躁ますます進行）、そして事故（失敗）勃発。そしてお約束のうつが必ずやってきます。私自身は、うつ状態より躁状態のほうがつらい思い出が多いのです（笑）。

ジェットコースターに乗って、騒ぎに騒いだあと到着地点に近付く時に感じる、脱力感といいましょうか、そんな感じで（どんな感じなんだ）、テンション低い状態でいるほうが、安定できていていいのかも。皆さんはどうでしょうか。

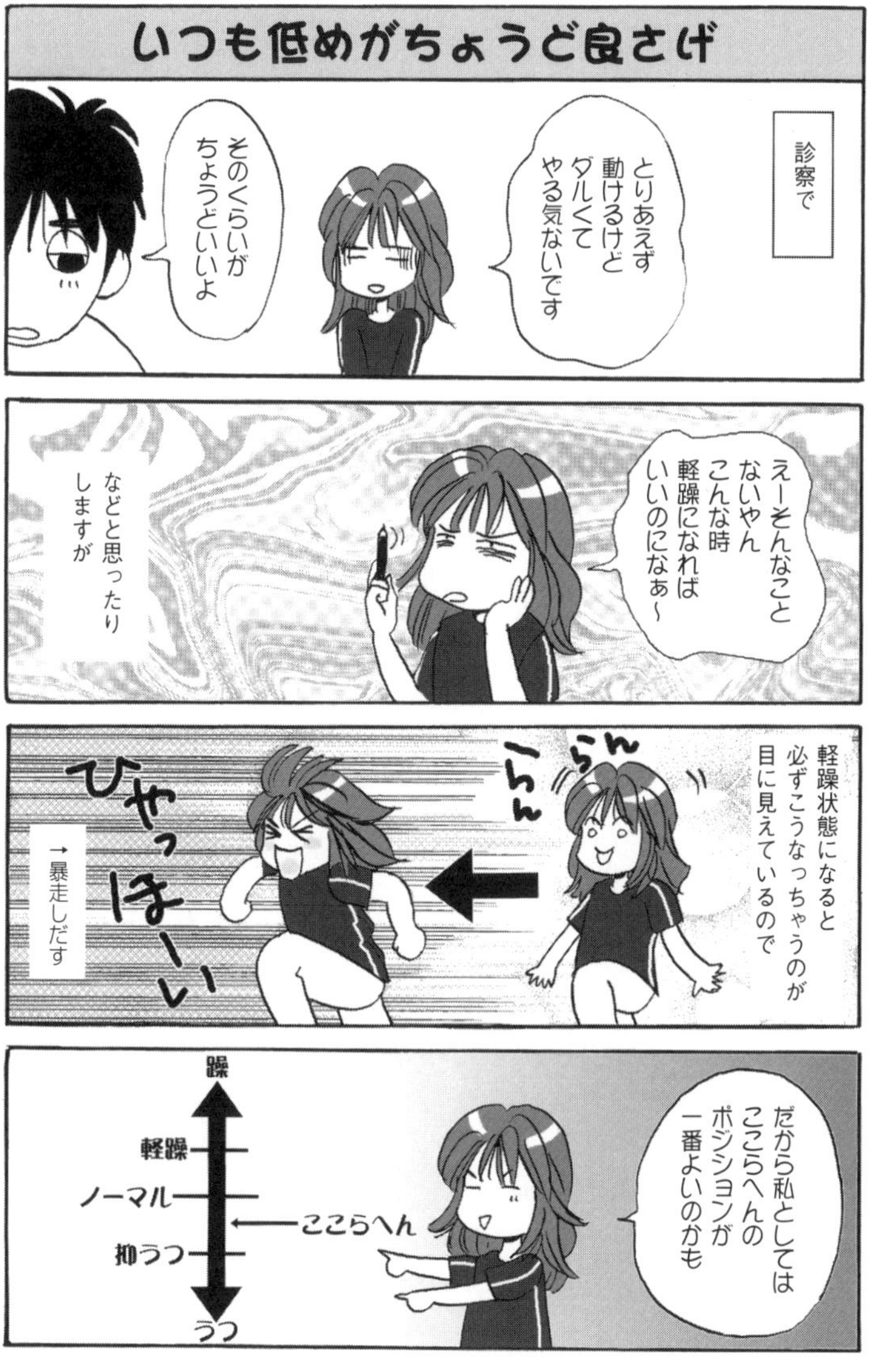
いつも低めがちょうど良さげ
診察で
とりあえず
動けるけど
ダルくて
やる気ないです
そのくらいが
ちょうどいいよ
えーそんなこと
ないやん
こんな時
軽躁になれば
いいのになぁ〜
などと思ったり
しますが
軽躁状態になると
必ずこうなっちゃうのが
目に見えているので
らんらん
ひゃっほーい
→暴走しだす
だから私としては
ここらへんの
ポジションが
一番よいのかも
躁
軽躁
ノーマル
ここらへん
抑うつ
うつ

運動不足

もともと若い頃から体力はなかったほうですが、描く仕事をしだしたり、躁うつ病になってからというもの、薬の影響もあって、かなりの運動不足になっていた自分に今頃になって気がつく（遅）。躁状態の時はしんどくても異常に動き回っていたけど、うつ状態の時は寝たきりの引きこもりだったし……。しかも、この数カ月でかなり太ってしまった。

で、調子がよいので体力を回復するために歩くことにしたのですが、たかが二十分程度で泣きが入る。なんと三日目で足首が筋肉痛になってしまい、次の日には全身筋肉痛。もう信じられない（爆笑）。体力年齢六十歳くらいなのか？と思うほど、この三年ほどの間に体力は弱っていたみたいだ。

今は、歯がキラリと光る健康的な爽やか人間になりたい願望もあるので、ジムに通ってみようかなぁと真剣に考えていたりする。ええ、もちろんダンナから「やめておけ」と反対されていますが（笑）。

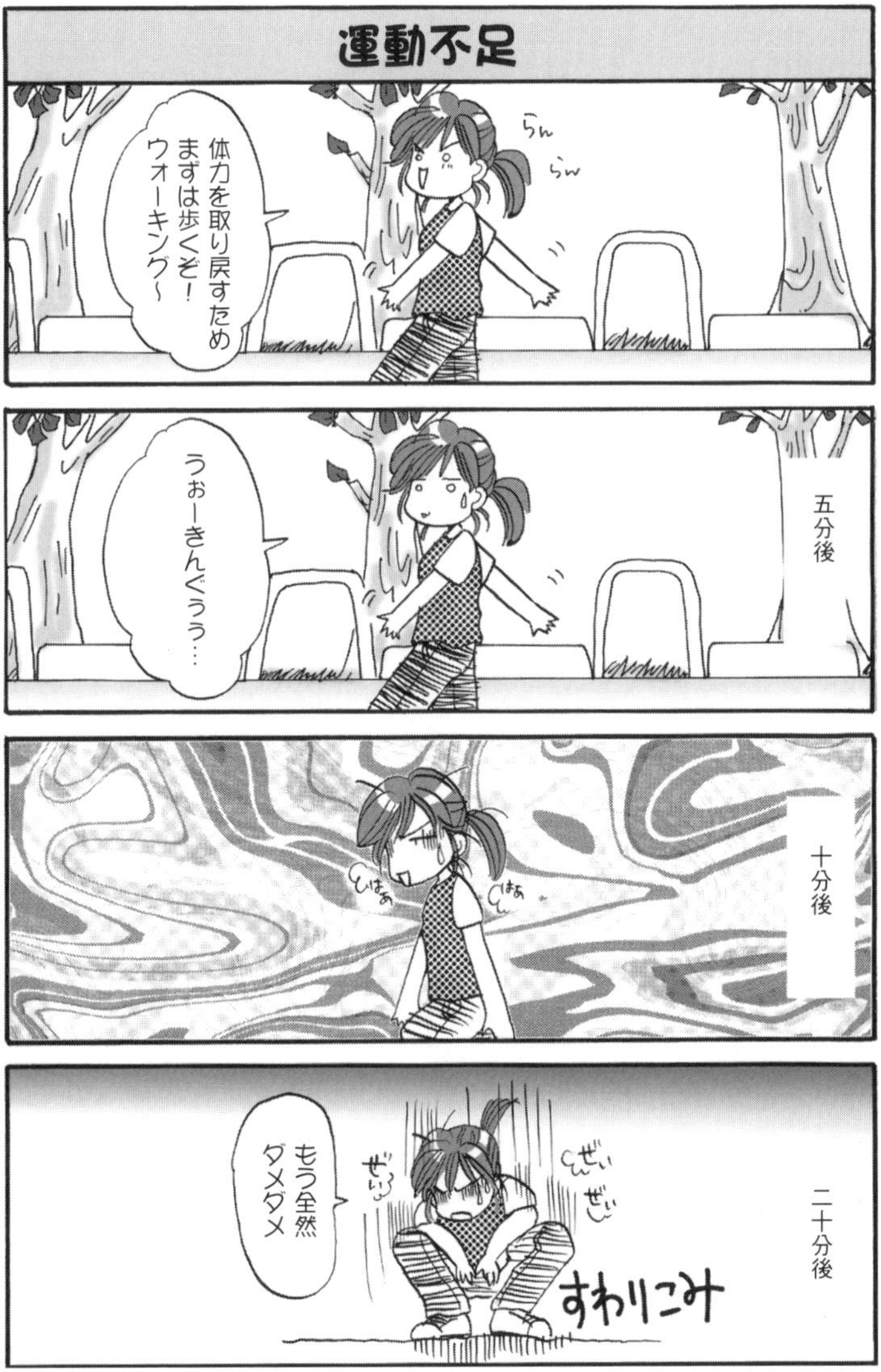
運動不足
体力を取り戻すため
まずは歩くぞ！
ウォーキング～
らんらん
五分後
うぉーきんぐぅう…
十分後
ひはぁ
はぁ
二十分後
もう全然
ダメダメ
ぜいぜい
すわりこみ

土いじり

ガーデニングって、とっても楽しいですよね。家の周りも華やかになるし、ガーデニングをやっている他人様《ひとさま》の家を見ると、微笑《ほほえ》ましくなってきます。

「やると決めたら即行動」の私は、さっそく家でやってみることにしました。もちろん躁うつ病の治療にも役立つと思い込んでいたからです。

しかし実際自分がやってみると、もともと私は凝り性でムキになるタイプなのでダメ。精神状態がよけいに悪くなる一方で、逆効果。家の中や庭はすぐさま地獄絵巻さながらの様相になりました（爆笑）。恐ろしくどんどん増えていく花達。そしてやたらデカい観葉植物達（邪魔）。だんだん夜まで土いじりに熱中するほどのめり込んでいってしまいました。

これにはダンナも呆れていたのですが「私の金で買ったから迷惑はかけていない」と言いきり（今思えば思いきり迷惑をかけていたのに）はてしなく突っ走っていたのですが、だんだん仕事が忙しくなって、案の定、植物にまで手が回らなくなってしまい、最後には実母が没収してくれました……。枯れ散った花々はゴミ袋の中にどんどん入れられ、可哀相なことをしてしまいました。使わなくなった鉢などは現在母が使用しております（笑）。

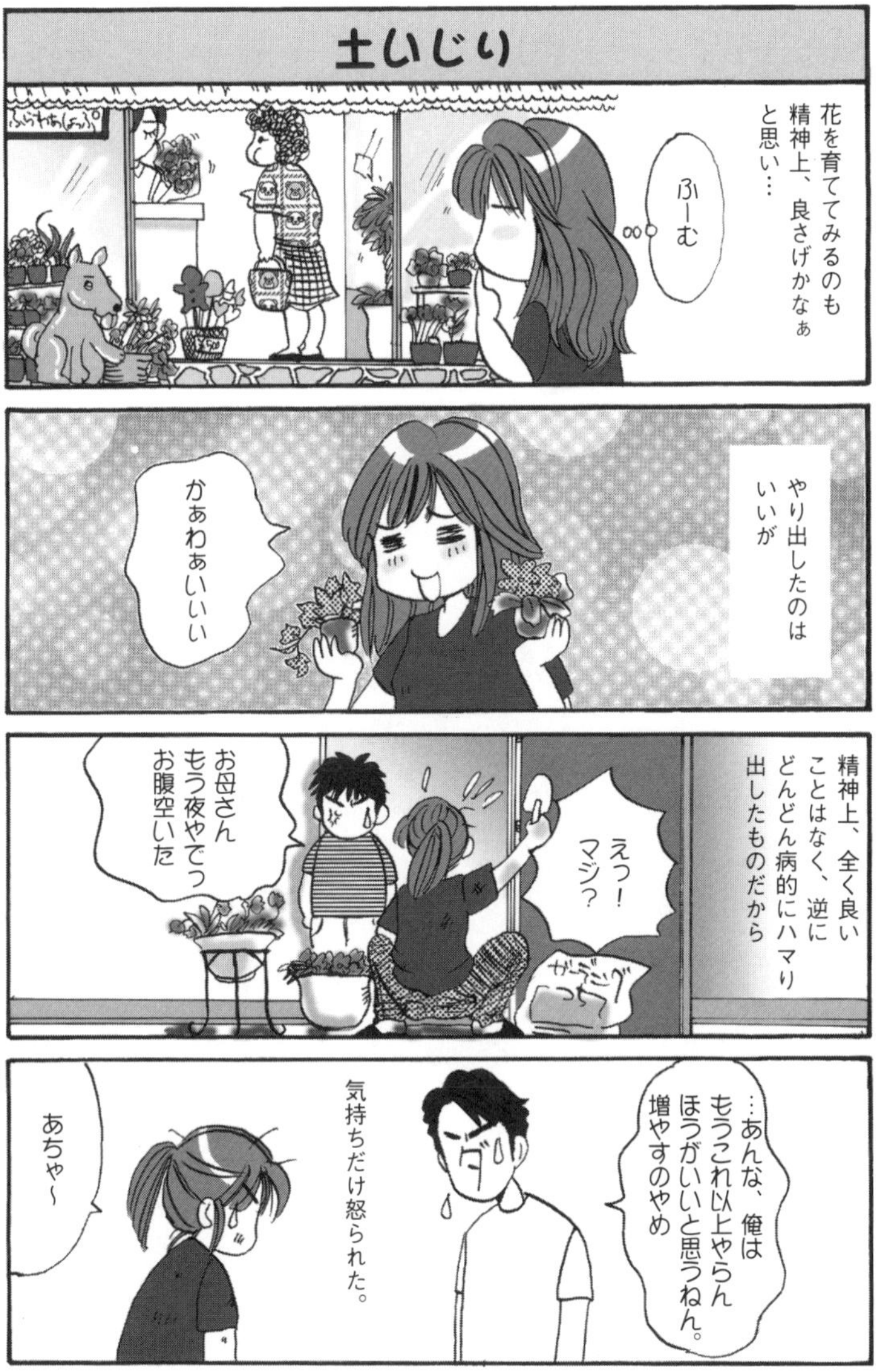
土いじり
花を育ててみるのも精神上、良さげかなぁと思い…
ふーむ
やり出したのはいいが
かぁわぁいいいい
精神上、全く良いことはなく、逆にどんどん病的にハマり出したものだから
えっ！マジ？
お母さんもう夜やでっお腹空いた
…あんな、俺はもうこれ以上やらんほうがいいと思うねん。増やすのやめ
気持ちだけ怒られた。
あちゃ〜

占い

占いって、女性なら誰でも一度くらいはやったことがあるものですよね。面白いもん。私が病的にハマってしまったのはタロット占い。

病気だったことも知らず仕事も順調にいかなかった頃、私はいつも「いったいこの先どうなってしまうんだろう」と不安に駆られていて、突然「そうだ、占いに行ってみよう」とひらめき、足を運んだのでした。よく当たる占い師に鑑定してもらったことで、「救えるのはこの先生しかいない」と思い込んだから、もうどうしようもありません（笑）。

占い料金は一回につき五千円以上するのに、それでも通いつめて、素晴らしいほど金銭感覚を失っていましたし、強迫観念や躁うつ混合状態が悪化していたように思います。

そしてついに占い師さんに、「もうどれだけ占っても、今の状況は何も変わらない。もうちょっとしっかりしなさい」と説教され、これが精神科へ行くきっかけになったのでした。だから高い授業料を払ったと思えばいいんだもん。このことには今は反省も後悔もしていません。むしろ感謝しているくらいです。

占い

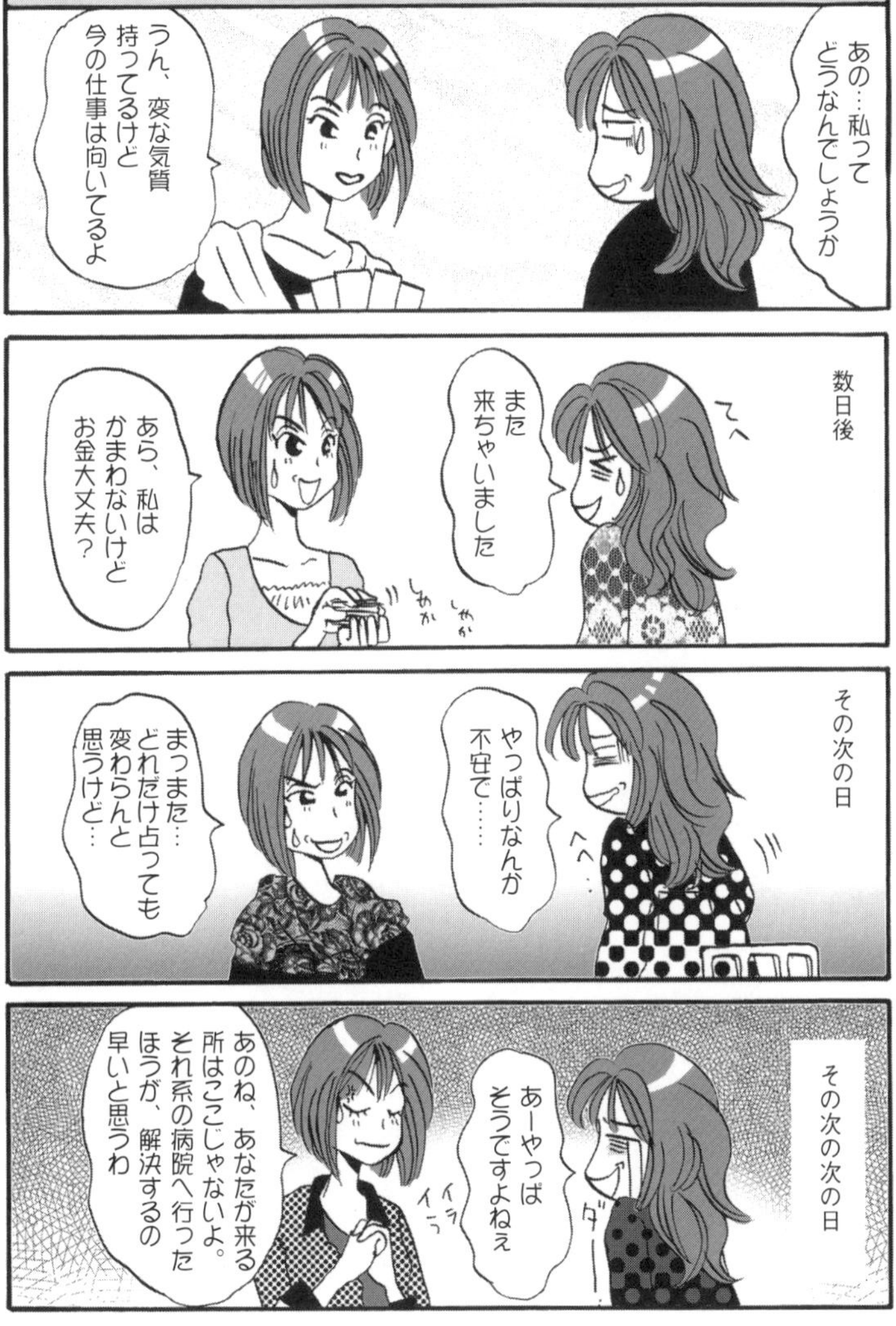
あの…私ってどうなんでしょうか
うん、変な気質持ってるけど今の仕事は向いてるよ
数日後
てへ
また来ちゃいました
あら、私はかまわないけどお金大丈夫？
その次の日
やっぱりなんか不安で……
へへ…
まっまた…どれだけ占っても変わらんと思うけど…
その次の次の日
ダー…
あーやっぱそうですよねぇ
イライラ
あのね、あなたが来る所はここじゃないよ。それ系の病院へ行ったほうが、解決するの早いと思うわ

言ってはいけない言葉——患者を追い詰める言葉

「頑張ってね」

これは私の場合あまり苦ではないのですが、主治医いわく「それはあんたが躁も持っているから」だそうで、うつ病だけの人には大変苦痛な言葉です。たしかにうつ状態の時は「いったい何を頑張んねん」とか「お前に言われたくないわ」など、ふてくされる時がありました。当人は、薬の副作用や自分の病気に対するコンプレックスなどホントにつらい状況と闘っていて「頑張らなければいけない」とちゃんとわかっているし、いつも心のどこかで思っていることなのだけど、それでもできないものなのです。焦らせないでください。

「薬に頼らず自然に治せ」

誰だって薬なんて飲みたくないものです（薬依存になっている人はどうか謎ですが）。ましてや向精神薬など、副作用も強いし慣れるまで時間もかかるし、誰が飲みたいものですか！と言いたいのですが、それでも飲まなければ一向によくならないこともわかっています。

胃潰瘍になったら胃薬を服用して治すように、躁うつ病やうつ病だって、抗躁薬や抗うつ薬を飲んで治さなければいけません。実際まじめに服用していると、ちゃんと落ち着いてきます。効いているのです。つらいけど治したいと思うから我慢して飲んでいるんだから「薬に頼るな」なんて言われたくないです。

「気分転換してみたら?」

これは躁状態の時に言ってもすでに気分は転換しまくりなので、全然気にもなりませんが、うつ状態の時に「そんなにダルいのなら気分転換して散歩でもすれば?」などは禁句です。言われた時にゃキレそうになります。だって身体が重くて動けないのですから。ひどい時は歯も磨けないほどなのに、どうやって外に行けっちゅーんじゃぁぁ!状態になると思います。元気づけようとして、カラオケなどに誘ったりするパターンもありますが、逆効果の時もあり、断りきれずに無理して誘いに乗った後など、リバウンドしてうつがひどくなってしまいます（逆に躁うつ病の人は躁転してしまう時があります）。

「子どものために〜」

これは子持ちの人の場合ですね。私が言われて一番嫌な言葉でした（笑）。こんな親で子どもに対してすまないという気持ちを常に持っているし、心の中でも自分自身「子どものために良くならなきゃ」という気持ちがあります。言われなくてもわかっているんです。でも心と身体（ついでに頭）はついてこず、うつ状態の時に言われると、「そうよ、どうせ私は母親失格だわ」と落ち込むし、とても責められている気になってきます。躁状態の時は、「言われんでもわかっとるわぁ！」と本気で怒ってしまいます。

「急がず、焦らず、ゆっくり、のんびり」

これは躁状態の時の禁句。というか私が躁状態の時に言われてカッとなってキレた言葉なので付け加えておきます。他の躁うつ病の方がどうかは謎ですが、たいてい躁状態の時は「一期一会」「私には時間がない」「そんなこと悠長にしていられない」「自分はすごい能力を持っているから短時間ですべてできるんだ」と思い込んでいる時なので、たぶん躁うつ病の人が躁状態の時は「放っといてくれ！」とキレるんじゃないかなぁ。ホントどーでもいい、超くだらないことでも怒りだしますからね。躁の時って。

「気の持ちよう、誰にでもあることだ」

そりゃ、人間誰だってイヤなことがあれば落ち込みます。だから「誰にでもあること」と言いたくなる気持ちはわかるんですが、寝込んでしまったり死んでしまいたくなる状態が、誰でも二カ月以上続いたりするんでしょうか。それに金銭感覚がなくなったり突如凶暴になり歯止めがきかなくなる状態に、誰でもなったりするんでしょうか。また、「気の持ちよう」と言いたくなるのもわかりますが、そう思い頑張れば頑張るほど、ダメになっていくのが「うつ」なんです。逆に、躁うつ病の人は（私の場合ですが）「そうだ気の持ちようだ」と思い込み、頑張りすぎて躁転してしまう時もあるし、焦っちゃうので、あんまり言われたくない言葉ですね。

「〜してはダメ」

あちこち気がいきまくって、パワーがみなぎる躁状態の時に言われると、自分の存在まで批判、否定された気になってしまい、私の場合よくキレていました（笑）。

……などなど。うつ状態に関する禁句は主治医に教えてもらったので確かだと思いますが、躁状態に関する禁句は私の経験だけに基づいた独断なので、あまり参考にならないかもしれませんね（笑）。でもこういった言葉には、本当に傷ついたり落ち込んだりするものです。特に「薬」の件では、よく身内とケンカしました（笑）。

別に好きで飲んでいるわけではないけど、飲まなきゃ気持ちが安定できないというこのつらい心境、身内にはもうちょっとわかっていただきたいものですね。こういった病気に対して理解のない人からあれこれ言われるのは、精神的によくない（つらい）です。

この本に出てきた病気の説明

●アルコール依存症

お酒が好きな人は大勢いると思いますが、度が過ぎると依存症になってしまう可能性が。毎日酒を飲んでいる（ビールなら大びん三本以上とか）、酒がないと眠れない、酒が切れた時イライラしたり冷汗が出たりする、朝から酒を飲んでしまう等、こんな症状があったら危険です。飲みすぎるとやはり肝臓障害など、身体に異常が出てくる可能性大（私も肝臓を悪くしている）。アルコール依存症の治療を中心としている病院がありますので、身に覚えがある方などは早期に病院を訪れることをおすすめします。

●強迫神経症（強迫観念・強迫行為）

「強迫神経症」は「強迫性障害」とも呼びます。強迫観念と強迫行為という二つの症状に分けられます。「強迫観念」とは、繰り返ししつこく頭にこびりついている考えや衝動やイメージで、不安や恐怖、不快感を引き起こすものです。無理に止めようとしてもますますひどくなります。「強迫行為」とは、強迫観念に基づく行動で、何度も手を洗ったり、鍵をかけたか電気を消したかなどを何度も確かめるというような、繰り返しの行為。抗うつ薬や抗不安薬で治療できます。

●不安神経症（パニック障害）

突然心臓が速く打ち、胸が痛くなるなどの症状が急に出てきます。汗が激しく出たり身体が震えたりすることもあります。症状は心臓発作に似ているのに病院で検査をしても結果は何の異常もない、というのが典型的なパニック発作。また「心臓神経症」とも呼ばれています。電車やバスの中などいつも決まった場所でパニック発作を起こしやすいという人もいます。抗うつ薬や抗不安薬で治療できます。

●摂食障害

食べては吐くことを繰り返す過食症や、食べ物を拒絶してしまう拒食症。だいたいは軽いダイエットからだんだんエスカレートしていき、摂食障害を引き起こすというパターンになるようです。またストレスなどで食べすぎてしまう過食症もあります。食べたり吐いたりしていくうち、ひどいケースになると、吐き癖がついて胃酸で歯がボロボロになったり、口に指を突っ込んで吐くため手に「吐きダコ」ができてしまう人も。食べた後、体重が増えないように下剤を使ったりするのも要注意。摂食障害になりやすいタイプはまじめな人や完全主義者、他人の評価を気にする人などが多いようです。

●リストカット（手首自傷症候群）

自分の手首などを何度も刃物で切る行為。典型的な自傷行為で、足など手首以外の箇所を切りつける人もいます。心の苦しみを痛みによってまぎらわせる人もいれば、自分の血を見て「生きているんだ」と安心する人もいるし、自分の精神的な苦しさに気づいてほしいがためにやってしまう人も。癖になると何度も繰り返すので、周りの人には本気で死ぬつもりはないと思われたりしますが、ほうっておくと本当に自殺してしまう可能性があるので、カウンセリングなどの治療が必要です。

●境界性人格障害（ＢＰＤ、ボーダーライン・パーソナリティー・ディスオーダー）

もともとは、境界性人格障害の「境界性」とは「精神病と神経症の境界線」という意味だったようで、人格障害の一種です。簡単にいうと人格が大きく偏り固定化してしまい、社会に適応しにくい人格。特徴としては、抑うつ状態になる、見捨てられるのではないかという不安がある、感情が不安定である、攻撃するようなことが頻繁にある、自傷行為（リストカット等）を繰り返す、自己破壊的な行為をするなど。躁うつ病と似たところがありますし、すぐさま境界性人格障害と判断するのは、専門家でも難しいようです。

●統合失調症

最近まで精神分裂病といわれていましたが、改称されました。幻聴や妄想が現れ、人を避けて引きこもるようになることもあります。そのまま放置しておくと病状は悪化していくばかりなので、この病気は精神科で治療しなければいけません。もちろん治療すれば完治の可能性がありますが、再発も多いので長期にわたっての治療が必要なようです。薬物療法、カウンセリング等で治療します。

●心身症

身体に症状があり、治療にも心理的な対応が必要な疾患です。例えばストレスや過度の精神的緊張から発病した高血圧症、気管支ぜんそく、胃潰瘍や過敏性大腸症候群（下痢と便秘）など。こちらは精神科でなく、一般内科や心療内科で治療します。ちなみにうちのダンナは胃潰瘍になりましたが、内科通院で完治しました。

あとがき

　実は、本書は執筆開始から実に一年近くかかってしまいました。その間、入院したり救急車で運ばれたり、一時はもうダメかもしれない、とヘコたれた時もありました。また自分の躁うつ病エピソードを書くということは、同時にイヤなことや忘れたいことも無理矢理思い出さなければいけないわけで、これで頭の中がグチャグチャになった時がありました。そんでもってリストカットをバンバンした時もありました。でもこれを成し遂げることで、大嫌いな自分を少し好きになれるかもしれないと思いました。これぞある意味、血と汗と涙の結晶、などとひとり納得。

　今回、本書の出版にあたり、世に出す機会を与えてくださった星和書店の石澤雄司社長、近藤達哉さん、桜岡さおりさんには大変感謝しております。気長に原稿を待ってくださる寛大なお心、本当にありがとうございました。

　そして我が主治医、西側充宏先生にも感謝。無理矢理本書の発刊に寄せての原稿を依頼してしまい申し訳ありませんでした。でも嬉しい（笑）。躁の日もうつの日もニコニコ対応、いつも支えてくださり、ありがとうございます。先生に出会わなければこの躁うつ病、悪化の一途を辿っていたかもしれません。これからも宜しくお願い致します（笑）。

この病気のおかげで、失うものは多かった。だけど得るものも多かった。これからもまだまだ私の精神科通院生活は続いていくことでしょう。だからこそ、ますます「開き直り精神」で、この世の中を渡っていこうと思います。

発刊に寄せて

阪南病院精神科　西側　充宏

はじめにこの本の話をたなかさんからお聞きした時には、正直なところここまで立派な本が出来上がるとは思っていませんでした。それよりもたなかさんの病状がよくなってくれるのかどうかが心配でした。というのも僕自信経験が浅く、そのうえ、たなかさんを診察した頃はしばらく臨床（精神科患者さんの診察）から離れていたこともあって、これからの治療が不安でいっぱいだったからです。ところが話を聞くうちに彼女が今売り出し中で、すでにいくつかの仕事をこなしていることや、今度精神科に関する仕事を何とかやり遂げたいと考えていること、などがわかってくると「これは何とか力になってあげたい」とは思うようになりました。

最初に彼女を診察室で見た印象は「躁うつ病でしかも人格がまだ未熟で妻と母親とイラストレーターの三つの仕事をもてあましている」といった感じでしたが、何度か診察しているうちにイラストレーターという仕事が

①不規則な生活リズムに陥りやすいこと

②売り込むのにいろいろと苦労すること

③締め切りが迫ってきた時の強烈なストレス

など、いかにハードで精神的に不健康な仕事であるかということがわかってきました。さらに驚いたことには抑うつ状態で締め切りが迫った時には「ビール」や「わざと眠らないこと」で自分を奮い立たせて（躁状態に転換させて）一気に仕事をこなす、ということを彼女はこれまで習慣的に何度もやっていたというのです。

これでは治る病気も治らないということで、まず「治療のためにしばらく仕事を休んでください」と型どおりの指導をしました。ところがそう言ったか言わないうちに、突然診察室で号泣されてしまい、「自分がいかに仕事に賭けているか」ということを涙ながらに切々と訴えられ、「何とか仕事を続けたままで治療をしてほしい」と逆に説得されてしまいました。

その後、紆余曲折はあったものの果たして彼女は徐々に回復していきます。たいした治療

もしていないのに……。今になって、回復の理由として考えられるのは躁うつ病の改善もさることながら、
①家族（夫）の全面的な協力が得られたこと
②自分が病気で人格も未熟であることを受け入れたこと
③仕事をこなしていくことで充実感と周囲からの評価が得られたこと
④とくに②や③で人格的な成熟を遂げたこと
であると僕なりに考えています。（彼女に対する薬は「リストカット」の回数とともに入院時に比べて激減しています。）

もちろんこれで彼女が完全に治ったとは思っていません。これからも感情の起伏は訪れるだろうし、焦燥感から再びリストカットに及ぶこともあるかもしれません。しかし今の彼女を見る限り、そういった不安よりもむしろ成長した逞しさを感じずにはいられません。主治医として、一ファンとして、たなかさんの今後の益々のご活躍と精神的な安らぎを心よりお祈り致します。

最後に……この本の主題は「躁うつ病」に関する本ということでしたが、彼女は実際には
○躁うつ病

○（軽度の）摂食障害
○（軽度の）強迫的行為
○リストカット（手首自傷依存）

等の問題が混在しており、たんなる躁うつ病として本を出すのは間違っているんじゃないかと思いました。そこで彼女には当初、「躁うつ病に関することだけ書いたほうがいい。リストカットのことは書かないで」とお話ししました。でも正直なところは自分の不安をかかえた治療が世間のさらしものになるのが怖かったというのが本音でした。

しかし実際、外来を訪れる患者さんの病気が多様化していることや、いわゆるリストカッターと呼ばれる患者さんが増加していることも事実で、これはやはりありのままを書いていただくしかないと深く反省し「やっぱり体験したとおりのことを書いてください」と訂正してお話ししました。今この本を見て、あらためて本当にそう言い直してよかったと思います。

躁うつ病は感情病とも呼ばれる病気で躁とメランコリー（うつ）という二つの極を持ちます。単極性の躁病、うつ病と合わせるとかなりの有病率であることが知られています（期間有病率〔一年間〕で単極型が四・一～一〇・三％、双極型は〇・二～一・三％）。しかも今でも精神科は敷居が高いとお考えの方が多く、病院にかからない方、潜在的にこれらの病気をお持ちの方はそれよりもさらに多いと思われます。この本が、そういった偏見や受診への抵抗感を減らすために、少しでも多くの方々に読んでいただけたらと思います。

平成十六年七月

■著者略歴■

たなかみる

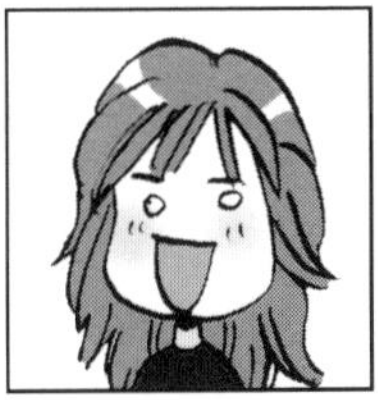

1971年生まれ。大阪在住。高校中退とんでも学歴。売れないイラストレーター兼マンガ描き。過去、青年漫画誌、ネット誌、育児誌、競馬誌などで、イラストや4コママンガ掲載。現在は競馬誌でイラスト、マンガを担当連載中。
Twitter アカウント　@MITANA3

マンガ お手軽躁うつ病講座 High & Low

2004年10月16日　初版第1刷発行
2008年2月6日　初版第2刷発行
2008年6月28日　初版第3刷発行
2012年5月11日　初版第4刷発行
2014年6月22日　初版第5刷発行

著　者　たなかみる
発行者　石澤雄司
発行所　株式会社星和書店
〒168-0074　東京都杉並区上高井戸1-2-5
電話　03（3329）0031（営業部）／03（3329）0033（編集部）
FAX　03（5374）7186（営業部）／03（5374）7185（編集部）
http://www.seiwa-pb.co.jp

ISBN978-4-7911-0556-4